表1　SI 接頭語

大きさ	接頭語（英）		記号	大きさ	接頭語（英）		記号
10	デ カ	deca	da	10^{-1}	デ シ	deci	d
10^2	ヘクト	hecto	h	10^{-2}	センチ	centi	c
10^3	キ ロ	kilo	k	10^{-3}	ミ リ	milli	m
10^6	メ ガ	mega	M	10^{-6}	マイクロ	micro	μ
10^9	ギ ガ	giga	G	10^{-9}	ナ ノ	nano	n
10^{12}	テ ラ	tera	T	10^{-12}	ピ コ	pico	p
10^{15}	ペ タ	peta	P	10^{-15}	フェムト	femto	f
10^{18}	エクサ	exa	E	10^{-18}	ア ト	atto	a

表2　濃度に関する接頭語

記号	大きさ	読　み	意　味
%	10^{-2}	per cent（パーセント）	百分率
‰	10^{-3}	per mill（パーミル）	千分率
ppm	10^{-6}	parts per million	百万分率
ppb	10^{-9}	parts per billion	十億分率
ppt	10^{-12}	parts per trillion	一兆分率

表3　数に関する接頭語

数	接頭語	数	接頭語
1	mono, uni	11	undeca, hendeca
2	di, bi, bis	12	dodeca
3	tri, ter, tris	13	trideca
4	tetra, quater, tetrakis	14	tetradeca
5	penta, quinque, pentakis	15	pentadeca
6	hexa, sexi, hexakis	16	hexadeca
7	hepta, septi, heptakis	17	heptadeca
8	octa, octi, octakis	18	octadeca
9	nona, ennea, novi, enneakis	19	nonadeca
10	deca, deci	20	eicosa, icosa

新しい 食品学実験 第4版

吉　田　　勉 監修

飯　渕　貞　明
渡　邉　　悟 編著

荒　木　裕　子
臼　井　照　幸
岡　本　由　希 共著

三 共 出 版

監修のことば

　1961 年に新学科が作られるとともに赴任した東京都立立川短期大学（現，東京都立短期大学）において，私は栄養化学・同実験などを受け持った。赴任当初，適当な実験書がなかったので，食品化学実験担当の横山正實教授・松岡博厚講師（当時）とともに，時間数や授業計画を考えて「実験要領」というプリントを作り，毎年，手を加えてきた。その内容を基本に，三共出版から『食品栄養化学実験書』を出版したのが 1969 年暮れのことであった。以来，新執筆陣を加えつつ，数年ごとに版を改めて 30 年余を経過したのであるが，執筆者多忙などの理由から改版する余裕がなくなり，止むなく絶版とした。

　しかし 2000 年の夏頃だったと記憶するが，三共出版の秀島功氏から『食品栄養化学実験書』の新版を作りたいとの相談があった。そこで種々検討した結果，食品学と栄養学の著しい進歩に合わせて両分野を分離し，同時に全く新しい布陣により執筆することが望ましい，との結論に達した。

　このような経緯を経て，飯渕貞明・渡邉悟両教授の編集にかかわる『新しい食品学実験』が誕生したのである。本書は，この分野におけるベテランと新進の先生方の絶妙なバランスが一つの特徴である。そのため，学生が基礎的な分析技術に習熟するための手助けとなり，また新しい分析手法を理解し実施するのに役立ち，そして学生が興味を持って学べるような全般的配慮がなされている。この分野の教育・研究に，本書が大きな効果を発揮すると期待するものである。

　　2002 年 3 月

　　　　　　　　　　　　　　　　　　　　　　　　　　　吉田　勉

まえがき

　本書は栄養学や食品学を学ぶ大学，短大，専門学校における食品学実験のテキストとして編まれました。類書は数多く出版されていますが，著者らが百尺の竿頭に一尺を加えようとした理由は次のようなところにあります。

　まず第一に，平成12年11月に発表された「五訂日本食品成分表」に準拠した実験書が必要であると考えたことです。新しい成分表は，四訂と比べて新しい分析法が大幅に取り入れられたこと，食品の種類や成分項目が増えたこと，食品によっては成分の季節変動が明記されたこと，などが異なっています。特に新しい分析法が取り入れられたことは，学生の実験書もそれにともなって改訂されなければならないことを意味しています。

　第二に，栄養士法の一部改正に伴い，平成14年度から管理栄養士および栄養士養成のためのカリキュラムが新しくなったことがあげられます。新カリキュラム全体を見通して，食品学以外の分野とのバランスも考慮した新しい実験書が編まれなければならないのは当然のことです。

　第三に，実験手順が一目でわかる実験書の必要性を，著者らが痛感していることがあげられます。著者らは長年，大学，短大で食品学実験を担当していますが，実験手順を文章で表現した場合と，図で表した場合の学生諸君の理解度の違いを感じてきました。もちろん図で表した方が早く，しかも間違いも少なく理解してくれます。その上，実験の前後に手引き書を見ようという気になってくれるのも，図で描いた場合です。このような体験から，「読んでわかる」ではなく「見てわかる」実験書を作りたいと考えてきました。

　そのようなとき，たまたま本書の計画が持ち上がり，五訂，新カリ，図入りを目指して原稿を持ち寄りました。五訂と新カリについては幾分目的に近づいたかと考えています。

　図入りについては，手順を漫画で示すという究極の「図入り」はさすがに実現できませんでした。著者の中に絵の達者がいなかったこともさることながら，絵は思いのほかに大きいスペースをとることも障害となりました。しかし，できるだけ「見てわかる」に近づけるため，手順はフローシートで表し，随所に写真や図を入れました。実験室で実際の実験器具を前にしてフローシートを目で追っていけば，「漫画」と同じ効果が得られるのではないでしょうか。

　実験室では，実験番号を指示してページを開き，まずフローシートで実験の流れを頭の中で組み立て，用いる器具，試薬，測定すべき項目などを確認し，

学生諸君の理解をまって実際の実験を始めれば，事故もなく所期の目的が得られると信じています。

　そうはいっても，本書はまだ実際に使われてはいないわけです。使ってみて始めてわかる欠点はたくさん隠れているかもしれません。あれこれの欠点をご指摘いただければ，さらに改善を加えて，学生にとって親しみやすく，使いやすく，わかりやすいものにしていくつもりでおります。大方のご叱正をお願い申し上げます。

　終わりに，本書は企画から編集に至るまで，三共出版株式会社の秀島功氏のなみなみならぬご尽力によってはじめて成ったものです。ここに記して編著者一同の感謝の意を表します。

　　2002 年 3 月

　　　　　　　　　　　　　　　　　　　　　　　　　　　編著者一同

第 4 版にあたって

　本書は初版刊行以来ご好評をいただき，全面的な見直しを行った「第 3 版」も増刷を重ねてきました。このたび 2020 年に「日本食品標準成分表八訂 (2020)」が出され，それに準ずる内容にしたのが，この「第 4 版」です。日本の食品成分分析のレベルはアメリカに肩を並べるほどのトップになりました。分析技術の進歩には目を見張るものがあります。

　そんな中で，本書は成分表作成のための分析マニュアルにのっとり，初心者から深く食品などにたずさわる人にまでわかりやすく，学生実験の項目として取り入れやすいよう実験例を随所に盛り込みました。食品学実験を勉強する者や指導する者にとって理想的な本に改訂されたと自負しているところです。とはいえ，不備な点が多々あると存じます。今後とも皆様のご叱責をお願い申し上げます。

　　2021 年 3 月

　　　　　　　　　　　　　　　　　　　　　　　　　　　編著者代表

　　　　　　　　　　　　　　　　　　　　　　　　　　　　渡邉　　悟

目　　次

3．食品成分の定性実験

4．食品成分の定量実験

8．食品の熱的性質と力学的性質

9．データ整理

1　実験を行うための基礎

　本章は，さまざまな実験に共通する最も基礎的な事項，すなわち，実験を行うときのマナー，安全に実験を行うための心得，得られたデータの取り扱い方，試薬の調製方法，主要実験器具の名称と使用方法，さらに秤量・測容といったすべての実験を行う上で最も基本となる操作について述べる。

1-1　実験の全般的注意

⑴　実験の目的

　実験は講義で学んだことや文献に記載されている現象を，実験室において，自らの手で，目の前で実現し，その結果を自分の五感（目，鼻，口，耳，手）で確かめ，その現象をより深く正確に理解し，かつ記憶する（実験をすると強く記憶できる）ために行うものである。したがって，食品学だけではなく，各科目における実験は頭で理解する講義と並んで，きわめて重要なものである。

　「自分で」とはいっても実験を独学で行うと，無駄な費用・時間および危険を伴うので，指導者の経験や技術をよく聞いて，学び，短期間で技術を身につけ，経験を積むように努力することが大切である。

　本書に掲げる食品学実験はさまざまな食品の成分の定性や定量の方法，それらの原理および考え方を学ぶことを中心に行う。

　なお定性実験とは，ある物質の特異な性質を確認して，その物質が試料中にあるかないかを見る実験，定量実験とは，その物質がどれだけあるかという量を調べる実験である。

⑵　実験者のマナー

心構え

・積極的に実験を行うこと。

・遅刻をしないこと。実験に関する注意を聞き逃し，予備知識が無いまま自分勝手な判断で実験を行い，その結果事故を招くこともあり得る。

- 実験の前には実験書をよく読み，目的・原理・操作などをすべて理解した上で実験を行うこと。

身だしなみ

- 実験室内では原則として白衣を着用する。
- 思わぬことで転ぶと危険なので，かかとの低い靴や上履きを履く。
- 髪の毛はじゃまにならないように束ねること。前にたれた長い髪に火がつくことがある。また，実験に支障をきたす場合があるので，爪は短く切りそろえ，マニュキュアなどは落としておく。

実験室における注意

- 実験室に不必要なものは持ち込まないこと。
- 実験台は常に整理した状態を保つ。持ち物は所定の場所に置き，実験台やその周囲を汚したときはただちに掃除する。
- 疑問点は質問し，誤った判断で実験を進めないようにする。思わぬ事故や，実験のやり直しにつながる。
- 実験終了後は実験室内の清掃を行うこと。

⑶ 事故に対する処置

火　災

予防のために……

- 万一の場合に備えて，常に整理整頓に努める。避難経路にはものを置かない。
- ガスや電熱器を点火したままその場を離れないこと。
- 引火性薬品の取り扱いには充分気をつけること。
- 消火器の置き場所と使い方を心得ておくこと。

出火したら……

- 出火した本人は適切な処置が取れない場合が多いので，大声を出して助けを求める。
- 火元に向けて消火器を使う。
- 白衣などに火がついたら，床に転ばせ上着などでたたいて消す。

火傷・凍傷

- 熱湯や熱い器具などに触れて火傷した場合は直ちに流水で冷やす。重症の場合は医師の診察を受ける。
- 凍傷になったときは，凍った部分を 40℃ くらいの温水で 30 分くらい温める。

外　傷

ガラスによる切り傷がもっとも多い。

- 破損したガラス器具を不用意に触らないようにする。
- 切り傷をおさえて痛みを感じるときは皮下にガラスが残っているの

で，水道水でよく洗い流し，消毒する。

・出血が止まらないときは，傷口を圧迫して止血し，医師の手当てを受ける。

薬品による傷害

・皮膚に薬品が付着した場合は，ただちにその部分を大量の水で十分に洗う。濃い酸やアルカリが付着したときは布などで拭き取った後，大量の水で洗う。

・酢酸・硝酸のように皮膚に傷害を与えやすいものや，ベンゼン・トルエン・四塩化炭素のように経皮侵入しやすい有機溶媒は，直接皮膚に触れないように注意して取り扱う。

・薬品が目に入ったら，すぐに流水で洗い，医師の手当てを受ける。

・薬品を飲んでしまったら，指を喉に入れて吐かせる。吐けない場合は大量の温水を飲ませて吐かせる。

・ガス中毒で可燃ガスが充満している場合は，注意してすべての火を消し，窓を開けて空気を入れ替える。患者は新鮮な空気の場所に移動させ，医師の手当てを受けさせる。

⑷　実験記録とレポートの作成

　実験記録はメモ用紙ではなく，必ずノートを用意し，実験条件・経過・試薬の量・反応時間・温度・実験結果・実験中に気がついたこと・疑問点などをていねいに記録しておく。したがって，実験に集中し，すべてのことを観察する態度で実験にのぞむことが大切である。

　レポート（実験報告書）は読む人に理解し納得してもらわなければ意味がない。正確な内容と間違いのない文章で，ていねいかつ簡潔に書くこと。そして，後になって自分が一人で実験することになったときでも，レポートを見ればすぐできるように記述しておくことが大切である。

レポートの作成例[*1]

1．表　紙

表紙には題目，実験日，学籍番号，氏名，共同実験者などを書く。

2．目　的

実験の目的を簡潔に記載する。これは，実験の目的を理解し，この実験からどのようなことが修得できるのかを書くもので，報告書の中でも重要である。箇条書きでもよい。

3．器具・装置・試薬

どのような器具や装置を用いたか，試薬は何をどのくらいの量を使用したかを簡潔に書く

4．試　料

*1　付録1のレポート作成例参照（145頁）.

どのような試料で，保存方法はどうであったか，どのくらいの量を用いたかなどを明確に記載する。

5．実験方法

操作は実際の実験の順序通りに書くこと。実験書をそのまま書き写してはならない。必ず自分が行ったことを正確に記載する（過去形で書くことがのぞましい）。

6．実験結果

実験の途中経過と結果を正確に記載する。計算結果は正確に記載し，測定値についての有効数値や単位に注意を払う（p.5 参照）。必要に応じて表やグラフにまとめるとわかりやすい。失敗や誤りがあったときはそれも明記すること。

7．考　察

実験結果からどのようなことがいえるのかを書く。感想ではない。実験中の疑問点，理解できなかった点については参考書などで調べて解決する。また自分の疑問点を調べたら，自分の理解したことを自分の言葉で書き，論理に矛盾が無いようにする。

8．文　献

レポートを書く際に参照した参考書類をまとめて列記する。

（例）　著者，文献名・論文名，発行年，記載誌・書籍。

⑤　データの数字の取り扱い

実験誤差　　　　　実験によって得られた値と真の値の差を実験誤差という。実験値は天秤で秤量した重量や滴定で得られた容量などであるが，注意深く操作したとしても誤差を避けることはできない。たとえば感度が 0.1［g］の上皿天秤では，0.01［g］の位は必然的に誤差となるわけである。誤差はこのように器具や装置の精度，人間には制御できない気圧や温湿度のゆらぎなどに起因するもので，実験値を真の値より大きくする場合と，小さくする場合が半々の確率で起きる。したがって，同じ試料で数回の実験を行い，その平均値を実験結果とすれば，プラスの誤差とマイナスの誤差が打ち消しあって平均値はより真の値に近づくのである。これが平均値をとる理由である。

一見すると誤差と間違えるものに，装置器具の整備不良や，実験者の誤った思い込みによるものがある。たとえば天秤における秤量の際，ゼロ調整をしないままに測定した値は，大きいか小さいかのどちらかに偏った値となる。ピペットによる溶液の測容の際，実験者がメニスカスの上端で合わせると勘違いしていれば，その実験は常に正規の容量より少ない容量で行なわれることになる。このような間違いは「誤差」ではなく，単なる「間違い」である。実験者は注意深く集中力を持って実験を

行い,「間違い」をゼロにしなければならない。

「間違い」がない実験では,同一試料における測定値は真の値の近くに「誤差」の大きさでばらついているものであるが,時に単なる「誤差」とは思えないほど飛び離れた数値が表れることがある。その場合,実験器具・試薬・操作などを検討して明らかな原因(間違い)がわかったときはその値を捨てる。原因がわからないときの処理は **9. データ整理** (p.126) を参照のこと。原因追求をしないまま他の値と一緒に処理をしたり,安易に値を捨てたりしてはならない。

有効数字　　実験のデータで意味のある数字は,数値を示すのに有効な数字で,これを有効数字という。またその桁数を有効桁数という。0.1 [ml] が最小目盛のビュレットで 12.34 [ml] と読みとった場合,その測定が正しいとしても,12.340 [ml] を示してはいない。四捨五入によれば,それは 12.335〜12.344 [ml] に真の値が存在するのである。それを 12.340 [ml] と記述すると,最後のゼロも確実な値であると誤解されることになる。一方,最小目盛が 0.1 [mg] の天秤において秤量した値が 2.3210 [g] となったとき,最後の「0」は単なる位取りの「0」ではなく,その位の測定値が「0」であるという意味で,この有効桁数は 5 桁である。

なお,フラスコやホールピペットの容量の有効桁数は付表の定容器の公差を参照のこと。

計　算　　測定値を使って計算する場合も,有効数字の桁数に気をつけなければならない。掛け算と割り算だけが混じっている計算では,計算結果の桁数は計算に使用した値のうち有効桁数の最も少ない値,あるいはそれより 1 桁少ない桁数を目安とする。たとえば試料重量 3.1234 [g](有効桁数 5 桁)のサンプルの中の水分量が (3.1234 − 2.3210) = 0.8024 [g](有効桁数 4 桁)であったときの水分含量(%)は 0.8024/3.1234 × 100 = 25.7,または 4 桁必要な場合は 25.69 [%] とする。100 は定数であるから有効桁数は考えなくてよい。なお割り算は分数で表し÷記号は用いない。

足し算と引き算はそれぞれの場合によって対処の仕方を考えなければならない。たとえば 1.234 [kg] + 4.5678 [g] = 1238.5678 [g] としてはならない。1.234 [kg] は 1234.0000 [g] ではないからである。この場合は 1238 [g] または 1239 [g] とすべきである。

引き算の場合は桁落ちに注意を要する。たとえば 5.4321 [g] − 4.4321 [g] = 1.0000 [g] で有効桁数は変わらないが,5.4321 [g] − 5.4310 [g] = 0.0011 [g] の場合は有効桁数が 2 桁になってしまう。したがって,これを使った計算結果も有効数字は 2 桁以下になる。有効桁

(例 1)230 [g] の有効桁数は何桁か。

答えは 2 桁。最後の 0 も有効数字にしたい場合は 2.30 × 10² [g] とする。

(例 2)次の数値の有効桁数は次のようになる。

①	120	1.2×10^2	2 桁
②	120	1.20×10^2	3 桁
③	1.2		2 桁
④	0.120		3 桁
⑤	0.012		2 桁

数が少なくなれば，それだけ実験結果の信頼度が小さくなるので，この
ような事態を避けるように実験の計画を立てなければならない。

　なお，一連の計算をするときは計算の途中では必要以上に桁数をと
り，最後に有効桁数を考慮して結果を表示する。

1-2　試薬の調製

⑴　試薬とその取り扱い

　試薬とは研究における実験や分析および特殊な工業などにおいて使用
するのに必要な純度を保った薬品類のことである。実験に使用する試薬
は種類が多いので，適切な取り扱いをすることが事故防止のためにも重
要である。

　　1．液体の試薬を試薬ビンから注ぐときはラベルが上になるように持
　　　ちラベルを汚さないようにする。固体の試薬の場合は清浄で乾燥し
　　　ている薬さじ（スパチュラ）を用いること。使用後は元の場所へ戻
　　　す。

　　2．調製した試薬には必ずラベルをはる。ラベルには試薬名，濃度，
　　　調製日，調製者名を記載する

　　3．光によって変質してしまう試薬は必ず褐色ビンに保存する。

　　4．アルカリ性の液体試薬はポリエチレン製のビン，またはパラフィ
　　　ン紙を巻いたゴム栓のふたを用いたガラスビンに貯蔵する。

⑵　溶液の濃度

溶液の濃度

*1　質量％ともいう。

・**重量％**[*1]（W/W ％）：試料 100 ［g］ 中に含まれている成分の量を
　［g］ 数で表したものである。

・**容量％**（V/V ％）：溶液 100 ［ml］ 中に含まれている溶質の量を
　［ml］ で表したものである。

・**重量・容量％**（W/V ％）：溶液 100 ［ml］ 中に含まれている溶質の量
　を ［g］ 数で表したものである。

・**mg ％**：試料 100 ［g］ 中に含まれている成分の量を ［mg］ 数で表し
　たものである。

・**百万分率**（ppm）：試料 1,000,000 ［g］（10^6 ［g］）中に含まれている
　成分の量を g 数で表したもので，1000 ［g］ に 1 ［mg］ あるいは
　1000 ［ml］ に 1 ［mg］ とすれば考えやすい。

・**十億分率**（ppb）：試料 1,000,000,000 ［g］（10^9 ［g］）中に含まれて
　いる成分の量を g 数である。

・**モル濃度**（M または mol/l）：溶液 1000 ［ml］ 中の溶質のモル数
　（グラム分子量）である。

・規定度（N）：溶液 1000 [ml] 中の溶質のグラム当量数で表される。HCl + NaOH → NaCl + H₂O のような中和反応の場合は，HCl は相手側の OH と結合する H を 1 つしかもっていないので，1 グラム当量数は 36.5/1 = 36.5 [g] である。H₂SO₄ の場合はそのような H が 2 つあるので 98/2 = 49 [g] が 1 グラム当量で，H₂SO₄49 [g] を溶かして 1000 [ml] に定容すれば 1 N H₂SO₄ が調製できる。

（例）100 ml の水溶液中に硫酸が 0.49 [g] 溶けている。このときの硫酸の規定度を求めなさい。

（答）1000 [ml] 中には 0.49 × 1000/100 = 4.9 (g)

H₂SO₄ 1 グラム当量は 49 [g] なので，4.9/49 = 0.1

0.1 N（規定）である。

・ファクター/力価（F）：標準溶液は前述のように，規定度 N という濃度で正確に調製される必要がある。しかし，感度の良い天秤を用いたとしても，例えば 1.0000 [g] をはかることは至難の業である。したがって，目的の規定度と近似濃度の溶液を調製して，それを別の標準液によって評定して正確な濃度を判定する。その濃度と目的とする濃度の比をファクター（F）という。例えば，0.1 N が目的濃度であるとき，実際には 0.0997 N であったとすれば，F = 0.0997/0.1 = 0.997 である。この濃度を計算に用いるときは目的濃度にファクターを乗じて用いる。つまりこの場合は 0.1F = 0.1 × 0.997N ということである。

1-3 実験器具

(1) 主な実験器具

【ビーカー　beaker】

試薬を溶かしたり。溶液を取り扱うときなどに広く使われる。硬質ガラス製・プラスチック製・磁器製・金属製のものがある。10 [ml] から 1000 [ml] 程度のものが一般的である。側面にはおおよその量を示す目盛がつけてあるものが多い。上部がやや細くなっているコニカルビーカーは振っても中の溶液がこぼれにくいので，滴定に用いられることが多い。

【フラスコ　flask】

化学反応容器として用いられるほか，広い用途がある。用途により，三角フラスコ，丸底フラスコ，なす型フラスコ，三口フラスコなどの種類がある。

【試験管　test tube】

ガラス製が普通である。名称が示すように各種の試験をするのに用い

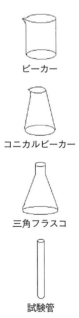

ビーカー

コニカルビーカー

三角フラスコ

試験管

ロート

られる。少量の固体を溶解したり，2種以上の液体を混合したり，呈色反応を観察するのに用いられる。

【ロート　funnel】

　三角形の形のものは，液体を移すときに用いたり，ろ紙（filter paper）とともに用いて沈殿を分離したりする。ブフナーロート（ヌッチェ）は磁製で目皿の部分にろ紙を乗せ。吸引びんと水流ポンプを用いて減圧ろ過に用いる。ガラスフィルターは強酸・強アルカリ溶液などからの沈殿分離など，ろ紙ではできない場合に使われる。500℃の灼熱にも耐えるので，沈殿物ごと500℃で灼熱することも可能である。

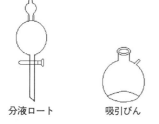

分液ロート　　　吸引びん

【分液ロート　separatory funnel】

　混合物から目的物質を分離する方法のひとつに抽出がある。溶液から溶剤を用いて抽出するのに分液ロートを用いる。

【吸引びん　suction bottle, filter flask】

　吸引ろ過するときに使用する。圧力に耐えるよう肉厚ガラスである。

【水流ポンプ・アスピレーター　water-jet pump・aspirator】

　水の流れによって減圧を作る器具である。水道の蛇口に設置し，吸引びんとともに使用する。

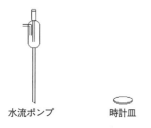

水流ポンプ　　　時計皿

【時計皿　watch glass】

　腕時計のガラスふたによく似たガラス片で，主にビーカーや蒸発皿などの注ぎ口のついた容器にほこりが入らないようにふたとして，凸面を下にして用いる。

秤量びん

【秤量びん　weighing bottle】

　肉薄ガラス製ですり合わせのふた付きのものである。中に薬品を入れ，ふたをしてその重量を正確に計るのに用いる。また，アルミ製のものもあり（秤量缶），水分定量などに使用される。

【薬包紙　weighing paper】

　試薬などをはかりとるための薄いパラフィン紙である。試薬などをはかりとるときは四隅を軽く同じ側に折って，皿型にしてから用いるとこぼれなくてよい。はかりとった試薬を細口の容器に入れるときは，別に真ん中あたりに折り目を入れて，その折り目にそってすべり落とせばよい。薬包紙は温度や湿度によって重量が変化する。これをきらう場合には秤量びんを用いる。

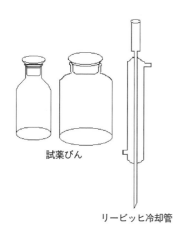

試薬びん

リービッヒ冷却管

【試薬びん　reagent bottle】

　ガラス製（無色・褐色）で，広口または細口のものがある。主として，広口は固体の保存に，細口は液体の保存に用いる。

【冷却管　condenser】

　蒸留用と還流用がある。リービッヒ（Liebig）冷却管（蒸留用）がも

っとも一般的に用いられている。冷却水は管の外側を下から上へ流す。

【洗浄びん　washing bottle】

　ポリエチレン製のものが一般的である。噴射管のついたふたをびんの口へねじ込む。びんの胴の部分を握るとくぼみ，その圧力で中の溶液が出る仕組みである。蒸留水の他，エタノール・アセトンなどを入れて用いる。

【乳鉢・乳棒　mortar・pestle】

　ガラス製・磁器製がある。試薬や試料の磨砕に使われる。少量の固体を粉砕して粉末を得るのに用いられる。

【デシケーター　desiccator】

　大型のガラス器具で肉厚のガラス製で，下の部分にシリカゲルを入れる。常圧用と真空用があり，いずれも本体とふたは平面のすりあわせになっている。気密にするためにすり合わせ部分にワセリンを塗って使用する。

【バーナー　burner】

　普通，実験室で用いられるものはブンゼン（Bunsen）バーナーを改良したテクルバーナーである。酸化炎と還元炎に分かれるように空気孔を徐々に開いてガスを完全燃焼させる。酸化炎の先端は1500℃くらいになる。ガラス細工用にはテクルバーナーでは温度が低く硬質ガラスを扱うのは難しいので細工用バーナーを用いる。

【三脚　tripod】

　バーナーでの加熱時に三脚の上にアスベスト付き金網，三角架，湯煎などをのせて行う。

【セラミックス付き金網　asbested wire gauze】

　フラスコやビーカーを加熱するときに，炎が直接器具に当たらないように三脚にのせて用いる。

【湯煎　water bath】

　蒸留・蒸発・加熱反応などに広く用いる。銅製やステンレス鋼製があり，ふたは大小の輪からなっており，加温する容器の大きさによって大きさを調節する。

【るつぼ　crucible】

　試料を加熱したり融解したり灰化したりするための磁製の耐熱性容器である。

【るつぼばさみ　crucible tongs】

　定量実験ではるつぼや秤量びんなどは手で持たずにるつぼばさみを用いる。るつぼばさみを実験台の上に置くときは上向きに置き，先端部分を汚さないように注意する。

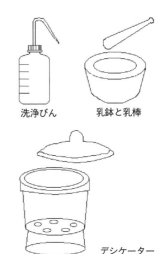

洗浄びん　　乳鉢と乳棒

デシケーター

ガスバーナーの使用方法

ネジは下がガス，上が空気で，どちらも右回転で閉まる。点火するときは上下のネジとも閉まっていることを確認する．マッチの火をつけ，すばやく下のガスネジを開いて，バーナーの円筒部分にマッチの火をつける．下のネジを開き，炎の大きさを調節する．ついで下のネジを固定した状態で上のネジを開き空気を送り込み，炎の状態を調節する．消火するときは以上を逆に行う．

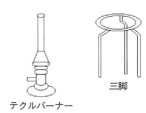

テクルバーナー　　三脚

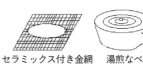

セラミックス付き金網　湯煎なべ

るつぼ

るつぼばさみ

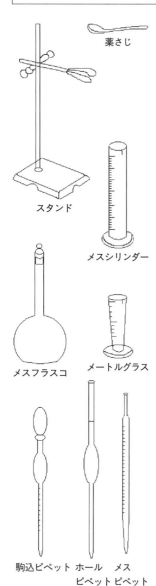

薬さじ

スタンド

メスシリンダー

メスフラスコ

メートルグラス

駒込ピペット ホール メス
　　　　　　ピペット ピペット

【薬さじ　spatula】

　固体を扱うへらのこと。種々大きさおよび材質のものがある。扱う個体の種類・性質・量および操作の目的によって使い分ける。

【スタンド　stand】

　装置の組み立てや，器具の支えに使われる。支え棒にクランプホルダーを付けて，クランプを取り付ける。

【ピペット台　pipet rack】

　ピペットは直接実験台に置くと汚染されるので，ピペット台に置く。種々の形があり，木製・金属製・塩化ビニル製などがある。

【洗浄用ブラシ　washing brush】

　器具の洗浄用に大小さまざまなブラシがある。

測容器具

　試薬を調製や，液体の体積を測定するのに用いる器具である。市販されているものは検定合格品である。中に入れる体積を示す受用（TC, to contain）と排出した体積を示す出用（TD, to deliver）がある。公差は付表を参照のこと。

【メスシリンダー　measuring cylinder, graduated cylinder】

　溶液が 5 [ml] 〜2 [l] くらいまでが市販されており，ふたなしと共栓付きのものがある。メスシリンダーの目盛は放出容量が表示されている。正確な測定の際はメスフラスコまたはピペットを用いる。検定合格品ではないが，プラスチック製もある。おおよその体積をはかるものにメートルグラスがある。

【メスフラスコ　volumetric flask】

　一般には受用である。無色と褐色ガラスものがある。栓が共通すり合わせになっているものが多い。一定体積の標準溶液を調製するのに用いる。

【ピペット　pipet】

　排出した液の全量が体積を示し，中央が膨らんでいるホールピペット，排出量を変えて用いるメスピペットが主なものである。また，10 [ml] 以下の溶液をおおざっぱにはかるための駒込ピペットがある。

【ビュレット　buret】

　滴定に用いる体積計であり 20・25・50 [ml] 容量のものがよく用いられている。ガラスコックつきのガイスラー型，ゴム管とガラス球を用いるモール型がある。この他，全量が 2 [ml] のミクロビュレットや自動ビュレットがある。

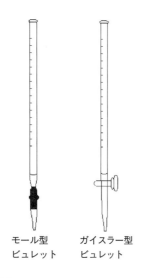

モール型　　ガイスラー型
ビュレット　ビュレット

⑵　器具の洗浄と乾燥

　器具の洗浄は汚れの性質をよく知る実験した人自身が，使用後にただちに洗浄するということが重要である。使用後早ければ早いほど汚れは落ちやすい。洗浄も実験の一部と心得ることが大切である。

1)　ガラス器具の洗浄

普通のガラス器具

1．器具内の内容物を捨て（処理については指導者の指示に従うこと），水洗いをする。

2．ブラシに洗剤をつけて，器具の外側を洗浄する。

3．さらに内側を洗う。

4．水洗いをして，洗剤を完全に落とす。水をかけて水滴が残る場合はきれいに洗えていないので，もう一度洗いなおす。

5．最後に蒸留水をかけて水道水と置換する。このとき，大量の蒸留水を用いるのではなく，少量の蒸留水で3回程度ゆすぐ。

測容器具（メスフラスコ・メスシリンダーなど）

　測容器具は内部をブラシで洗うと狂いの原因となるので，流水で流し，セッケン液を入れて振り洗いをした後，よくすすぎ，蒸留水をかける。また，ピペットはピペット洗浄剤の入った溶液に漬けておき，自動ピペット洗浄器を用いて洗うとよい（写真1）。

*落ちにくい汚れやピペット等は洗剤につけて超音波洗浄器にかけるとよい．

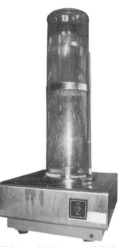

写真1　自動ピペット洗浄器

2)　乾　　燥

　加熱乾燥：ガラス器具の乾燥は，一般に電気乾燥器に入れて乾燥する。乾燥器の温度は110〜120℃に設定する。

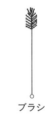

ブラシ

　自然乾燥：測容器具類（メスシリンダー，メスフラスコ，ピペット類）は逆さにして室温に放置して風乾する。また，プラスチック製品・ゴム製品は乾燥器に入れてはならない。

　試薬を用いた乾燥：測容器具を速やかに乾かしたいときは蒸留水を通した後，アルコールを少量通し，次いでエーテルを通して，しばらく通気すればよい。しかしあまり使わないほうがよい。

1-4　実験の基本操作

⑴　試料の採取・調製など

(1)試料の採取と調製

　液体の場合：よく溶かし，均一相にしてから必要量を採取する。

　懸濁液の場合：ミキサーなどでよく撹拌した後，懸濁液が分離しないうちに採取する。

　半固形状の場合：よく混合した後，乳鉢などで，すりつぶしてから採取する。

洗浄後の蒸留水のかけ方
　容器に1 [ml] の水道水が残っているとき，30 [ml] の蒸留水を用いて水道水を除去するとする。残っている水道水は
　　1度に30 [ml] 使う：
　　　$1 [ml] \times 1/30 = 0.33333$
　　　………………… [ml]
　　3回分けて使う：
　　　$1 [ml] \times 1/10 \times 1/10$
　　　$\times 1/10 = 0.001$ …… [ml]
同じ30 [ml] の蒸留水をかけるにしても，回数を多くかけたほうが効率よく水道水と蒸溜水が置き換わる。

粉体の場合：四分法などを用いる。

粒体の場合：粉砕器にかけて粉体とした後，四分法などを用いる。

塊状の場合：粉砕できるものはまず粉砕する。もしくは包丁などで切ってよく混合した後，採取する。

(2)試料の保存

成分の分解：採取から分析までの間に目的成分が分解してしまったら分析にならない。分析までの間，成分組成の変化を最小限にすることが大切である。特にビタミン類の場合は注意する。

水分量の変化：試料を粉砕するときの摩擦熱や，ふるいをかけているときなどに水分が失われていることがある。したがって，水分測定には粗く砕いた程度で測定してしまい，水分の拡散・吸湿に注意する。

異物の混入：鉄定量の際の試料調製には鉄製器具を使用しない。また器具の鉄さびには十分注意すること。

試料の保存：食品などは腐敗が起こりやすいので，これを防ぐために，風乾や乾燥器・凍結乾燥器などを用いて乾燥させるか，冷凍などの処理をする。酸化されやすいものは気密にして冷暗所に置く。

⑵　秤　　量

秤量は定量実験を行う場合にもっとも基本的な操作である。目的に応じてどの程度の正確さが必要かを判断し，それに適した天秤を用いる。また天秤は水平に置くことが必要なので，正しく設置することが重要である。測定可能な最大重量を「秤量」，読み取れる最小目盛を「感量」という。

上皿天秤：実験室で一般的に使われるものは，0.1〔g〕の感度で200〔g〕まではかれる。

1．両方の皿に何も載せないで，左右の揺れが等しくなるようにゼロ点調整をする。

2．一方の皿に分銅，もう一方の皿に試料をのせて，左右の揺れが等しくなるように分銅，または試料を加減する。加減するもの（分銅または試料）は利き手側の皿にのせること。

3．測定後は皿を一方に重ねておく。

電子天秤（自動天秤）（写真2，3）

重量を電流の強さに換算してデジタル表示される天秤である。風袋（容器だけ）の差引がボタン1つでできるので，操作が簡単なことが大きな特徴である。

直示天秤（写真4）

外側のダイアルによって分銅を加除することができる。感度は0.1〔mg〕である。

薬包紙を使用するときは折り曲げて使用するなどの工夫をして薬包紙が上皿天秤の指針の部分に触れないようにする．

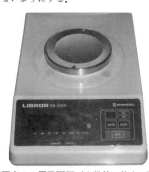

写真2　電子天秤（小数第2位まで）

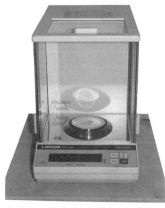

写真3　電子天秤（小数第4位まで）

1．水平に設置する

2．休止，半作動，作動状態となるハンドルの位置を確認する。<u>分銅の加除，すなわちダイアルを操作するときは作動状態では行ってはならない。</u>

3．静かにハンドルを作動状態にしゼロ点調整をする。

4．休止状態または半作動状態にし，皿に上皿天秤などで粗秤した試料を載せ，その値をダイアルで表示させ，ハンドルをゆっくり倒し作動状態にする。

5．測定用バーニャを読み取る。

6．ハンドルを休止状態にしてからダイアルをゼロに戻し，試料を取り出す。

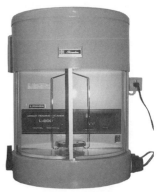

写真4　直示天秤

測定用バーニャの読み方（例）下図は何 g を示しているか。

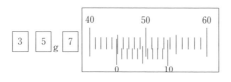

（答）35.7448〔g〕

③　測　　容

　実験において，重量測定と同様に精密に体積を測定することも重要である。各測容器具の使用方法は次の通りである。

　メスシリンダー：体積をすばやく知りたいときや，後で標定を行う標準液の調製に用いる，精度は低い。水平な場所に置いて液面と水平な位置からメニスカスと一致した目盛を読む。

　メスフラスコ：標準液の調製や試料液の調整などの定量的な希釈用である。標線を合わせるときはメニスカスと一致させる（写真5）。固体を直接入れて溶解することはしない。

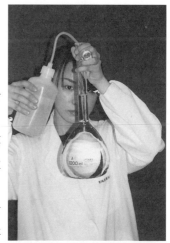

写真5　目の高さで定容

　また標線まで液を満たしたときに正しい体積となるが，このとき標線よりも上の部分に液滴がついていてはならない。もしついている場合は標線まで満たす前に中へ洗い込むか，単なる水の場合にはろ紙片などで吸い取っておく。最後には逆さにしてよく降り混ぜて均一化する（写真6）。

　ホールピペット：一定量を計量するのに用いられている。はかり取ろうとする溶液を標線の上まで吸い上げ，人差し指で止める（人差し指を口に持ってくる持ち方がよい）（写真7）。このとき親指を用いて止めると微調整が難しいので極力避ける。指を少し緩めて，液面が標線と一致するまでゆっくり下降させる。このとき，ピペットの先端は器具の壁面に接触させておく。

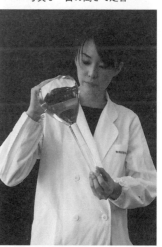

写真6　混和の仕方

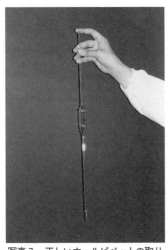

写真7　正しいホールピペットの取り
扱い方

写真（写真8）の安全ピペッター
は弁を抑えると弁が開く構造にな
っている．まず，上部の弁(A)を抑
えながら球の空気を出す（写真で
は球がつぶれている）．次に幹の
部分の弁（S，写真では指にかく
れている）を抑えて溶液を吸い上
げる．続いて枝の部分の弁を抑え
てメニスカスをあわせ，枝の部分
(E)を抑えて容器に移し取る．誤っ
て球の中に液体が入らないように
注意する．

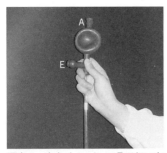

写真8　安全ピペッターの取り扱い方

ホールピペットの場合は全量を出さなければならない。自然に出すと
先端に液が残ってしまうので，ホールピペットの上端を指で閉じて中心
のふくらみを手で温めて排出する。

ピペットを吸い上げるときに間違って口に入ってもよい場合を除いて
は安全ピペッターを用いる（写真8）。

メスピペット：目盛があるので任意の量を計量できる。目盛のない部
分は測容できないので，全てを排出してはいけない。

駒込ピペット：10〔ml〕以下の概量をはかる場合に使用する。

ビュレット：滴定に用いる測容器具である。活栓つきの場合は活栓の
部分にワセリンを塗り（塗りすぎると孔に詰まってしまうので注意す
る），左手で活栓の操作をする。アルカリ性溶液の場合にはガラスコッ
クが固着する可能性があるので，モール型あるいはテフロンコックを用
いる。滴定値は目盛られている最小目盛の1/10まで読み取る。

オートピペット：1〜10〔μl〕，10〜100〔μl〕，100〜1000〔μl〕のも
のが一般的である（写真9）。任意の量をはかるのに適している。まず，
上部のボタンを押して空気を出してから溶液を吸い上げる。このとき勢
いよく吸い上げると，ピペットの内部に溶液が入ってしまい，狂いの原
因となるので，ゆっくりと吸い上げて，ゆっくりと排出させること。

⑷　撹　　　拌

固体試薬を液体に溶解するときや溶液濃度を均一にするために撹拌を
行う。

ガラス棒，ガラス管による撹拌：撹拌したい溶液をビーカー内で撹拌
する。この際，ビーカーの壁にあたらないように注意して撹拌する。

スターラー（撹拌器）による撹拌：マグネティックスターラーととも
に用いる。モーター式であるので，操作が簡単である（写真10）。

試験管ミキサーによる撹拌：試験管の中に撹拌させたいものが入って
いるとき，試験管ミキサーに試験管の底を押し当てて撹拌させる。試験
管ミキサーが無いときは必ず手に打ちつけて撹拌する。

⑸　ろ　　　過

ろ過の目的は固体と液体を分離することである。固体が必要な場合，
液体が必要な場合，あるいは両方が必要な場合の3通りが考えられ，そ
れぞれ目的に応じたろ過方法がある。

よく用いられるろ過方法には自然ろ過と吸引ろ過がある。ろ紙は精製
したセルロース繊維のものが一般的で，形，大きさおよび目の荒さなど
で多くの種類が市販されているが，普通のろ過に用いられるろ紙として
はあまり目の細かくない定性ろ紙と目が細かくて厚い硬質ろ紙の2種類
あれば十分である。無機分析で沈殿を取るときには4つ折りのろ紙を用

いる。不要の固体をろ別するときはひだ折りのろ紙を用いる。

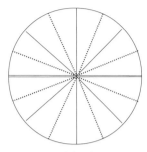

ひだ折の方法

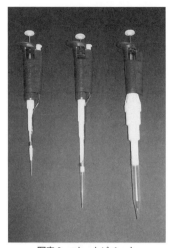

写真9　オートピペット

ろ紙の種類

種　類	分類	特　　徴
No.1	定性ろ紙	一般定性用．ろ過速度は速いが微細な沈殿は保持しない．
No.2		標準定性用．ろ過速度は速く沈殿も保持する．減圧ろ過に適する．
No.101		紙質は No.1 に近く，表面に凹凸があり，粘稠液・コロイド液・細胞培養液のろ過に適する．
No.103		半硬質定性用．No.2 より細かい沈殿のろ過に適する．
No.4	定量ろ紙	硬質ろ紙．化学処理で紙の表面を硬化したもので紙質は強く，耐アルカリ性である．微細沈殿を保持．
No.5 A		迅速定量用．ろ過速度は速く，灰分が少ない．
No.5 B		一般定量用．ろ過速度，沈殿の保持，灰分等いずれも中くらいである．
No.5 C		硫酸バリウム用．特殊な沈殿を取り扱う定量分析に用いる．
No.6		標準定量用．
No.7		定量分析最適なろ紙．紙層はもっとも薄く均一で繊維の純度も優れている．精密な分析に利用．

（東洋ろ紙）

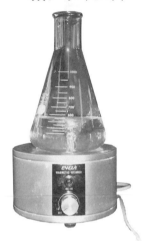

写真10　スターラーによる撹拌

2 　基 礎 実 験

　基礎実験では，本書に記載された全実験を通じて随所に使われている
基礎的な手法，すなわち容量分析法（滴定による分析法），溶液の pH
測定法，および比色分析法を学ぶ。本章では最も典型的な物質を分析対
象に選んで，これらの手法そのものに習熟することを目的とした実験を
行なう。

2-1　容量分析法

　容量分析法とは濃度未知の試料溶液一定量と濃度が正確にわかってい
る標準溶液との間に，中和，酸化還元，沈殿，錯体生成などの化学反応
を起こさせ，その反応に要した標準溶液の容積から試料溶液の濃度を求
める方法である。

　濃度（N 規定）が正確にわかっている標準溶液を，濃度未知（N' 規
定とする）で容積（$V'\,[\mathrm{m}l]$）が正確にわかっている試料に一滴ずつ滴
下して反応させる。この操作を滴定といい，反応が終わるまでに要した
標準溶液の容積を $V\,[\mathrm{m}l]$ とすると $NV = N'V'$ が成り立ち，未知濃
度 N' は次式で求められる。ただし，場合によっては滴定液と被滴定液
の関係が逆になることもある。

$$N' = N(V/V')$$

　標準溶液は多くの場合，市販品が使えるが，自作する場合は濃度 N
を正確に定めなければならない。濃度を定める操作を標定という。

⑴　中和滴定

*1　大部分の塩基は水に溶けて
　アルカリ性を示すので，塩基
　をアルカリと呼ぶこともある
　が，塩基の中には水に溶けず
　アルカリ性を示さないものも
　ある。$\mathrm{Mg(OH)_2}$，$\mathrm{Fe(OH)_3}$

　中和滴定は，酸 HA と塩基[*1]BOH から塩 BA と水 H_2O が生ずる反
応を利用した滴定法である。たとえば，塩酸 HCl と水酸化ナトリウム
NaOH は次のように反応する。

$$\mathrm{HCl + NaOH \longrightarrow NaCl + H_2O}$$

　中和滴定では　反応が完結する当量点の前後で，溶液の pH 値が急激
に変化する。この当量点を正確に知るためには，当量点付近の pH で変

色する指示薬を選択する必要がある。通常用いられている指示薬と選択
基準を表2-1，2-2に示す。

表2-1　主な中和滴定用指示薬

指示薬名	酸性側 ←	変色するpH域	アルカリ性側 →	溶かす溶媒
メチルオレンジ	赤色	3.1～4.4	黄色	水
メチルレッド	赤色	4.2～6.2	黄色	70%エタノール
ニュートラルレッド	赤色	6.8～8.0	黄色	水
フェノールフタレイン	無色	8.2～9.8	赤色	70%エタノール
チモールフタレイン	無色	9.3～10.5	青色	90%エタノール
リトマス	赤色	4.5～8.3	青色	水

表2-2　中和滴定の指示薬

酸・塩基の強さ	例	変色域	指示薬
強酸と強塩基	塩酸と水酸化ナトリウム	3～11	メチルオレンジ フェノールフタレイン
弱酸と強塩基	酢酸と水酸化ナトリウム	7～11	フェノールフタレイン チモールフタレイン
強酸と弱塩基	塩酸とアンモニア	3～7	メチルレッド メチルオレンジ

弱酸と弱塩基の場合は，当量点付近でのpH変化が急激でなく，一般に滴定に用いられない。

実験1　水酸化ナトリウム溶液の濃度標定と食酢中の酢酸の定量

　中和滴定は，濃度のわかっているアルカリ，または酸溶液を用いて，試料の酸，またはアルカリ溶液を滴定する。標準となるアルカリ，または酸溶液は市販品を使ってもよいが，簡単に自作することもできる。

　試料となる食品は，液状食品の場合は，そのまま適当な濃度まで水で希釈して用いる。固形食品の場合は，紛砕して水抽出したのち，固形分を沪過して除去し，沪液を適当な濃度まで希釈して用いる。試料中に数種類の酸（酢酸，乳酸，コハク酸，リンゴ酸，酒石酸，クエン酸など）が混在するときは，含有量が大きいいずれか1つの酸で代表させて表示する。

試薬と試料

　①　0.1N水酸化ナトリウム溶液の調製：0.1N水酸化ナトリウムは市販品もあるが，つぎのようにして調製することもできる。

　市販の粒状水酸化ナトリウムは，純品でも空気中の二酸化炭素と反応して生じた炭酸ナトリウム数%を含んでいる[*1]。水酸化ナトリウムの飽和液中では炭酸ナトリウムは溶解せず沈殿する。この性質を利用して炭酸ナトリウムを除去する方法を述べる。

　純水150 mlを300 mlのビーカーにとり，あらかじめ用意した約180

*1　酢酸などの弱酸の中和滴定では炭酸ナトリウムのような弱塩基の混入は滴定の終点を不明瞭にする。

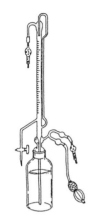

図2-1　ソーダライム管をつけた
自動ビュレット

*1　沈殿が不充分であればグラ
　　スフィルターでろ過する。
*2　希釈用純水は加熱沸騰して
　　二酸化炭素を追い出したもの
　　を用いる。

gの粒状水酸化ナトリウムを徐々に加え，撹拌溶解して飽和溶液をつく
り冷却する。次いでビーカーの内容を300 ml三角フラスコに移し，密
栓して2〜3日静置して炭酸ナトリウムを沈殿させ，上澄液*1をホール
ピペットでとり200倍（20℃）に希釈*2すれば約0.1 N水酸化ナトリウ
ムが得られる。これを酸の標準溶液で標定する。

　調製した約0.1 N水酸化ナトリウム溶液を長期間保存使用するには
ソーダライム管など大気中の二酸化炭素遮断装置を付けた自動ビュレッ
トを用いる。

　②　0.1 Nシュウ酸標準溶液の調製：市販品が使えるが，自作すると
きは次のようにする。

　特級シュウ酸結晶（C₂H₂O₄・2 H₂O　1グラム当量63.034）約6.3 g
を精秤し，純水約100 mlで溶解後1 lのメスフラスコを用い定容する。
栓をしてよく混和する。

　シュウ酸標準液の力価（ファクター）は次式で求める。

$$0.1\,N\,シュウ酸標準液の力価(Factor) = \frac{精秤値[g]}{6.3034[g]}$$

　（注）シュウ酸は2分子の結晶水を有しているので，加熱乾燥はできない。
純シュウ酸を得るためには，市販の特級品（不純物0.05％以下）を用い55
％の相対湿度のデシケーター内に10日以上放置し，結晶水を完全に2分子と
したものを使用する。硝酸カルシウム飽和溶液，硝酸マグネシウム飽和溶液
で湿度50〜60％となる。

　③　1％フェノールフタレイン溶液：1.0 gのフェノールフタレイン
に95％エタノール90 mlを加え，純水を加え100 mlとする。

　④　試料：市販食酢10 mlをホールピペットで100 mlメスフラスコ
にとり，純水で定容する。

操　作

　NaOH溶液の標定はシュウ酸標準液20 ml，食品試料の場合は適当
に希釈した試料20 mlを100 ml容三角フラスコにホールピペットで採
取する。1％フェノールフタレイン2滴を加え，NaOH溶液で滴定する。

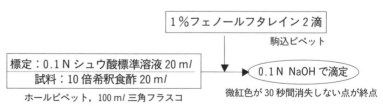

計　算

0.1 N NaOHの濃度標定

中和滴定の当量点では，反応する双方の物質は等しいグラム当量ずつ

で反応する。双方の溶液のそれぞれの表示規定度を N, N', 力価を F, F', 容量（ml）を V, V' とすれば，次の式が成立する。

$$N \times F \times V = N' \times F' \times V'$$

いまの場合，0.1 N シュウ酸標準液（F' 規定，$V' = 20$ ml）に対して，滴定に要した 0.1 N 水酸化ナトリウム溶液（$F =$ 未知）が V ml であったとすると

$$0.1 \times F \times V = 0.1 \times F' \times 20$$

$$F = F' \times (20/V)$$

すなわち，真の規定度は，$0.1F = 0.1F'(20/V)$［N］である。

食酢の酢酸濃度

市販食酢の酢酸濃度（W/V ％）は次式によって算出する。

$$食酢 [\%(W/V)] = 0.0060 \times V \times F \times \frac{100}{20} \times \frac{1}{S} \times 100$$

　　0.0060：0.1 N 水酸化ナトリウム標準液 1 ml に相当する
　　　　　　酢酸のグラム数
　　V：0.1 N 水酸化ナトリウム標準液の平均滴定値［ml］
　　F：0.1 N 水酸化ナトリウム標準液の力価
　　100/20：希釈液全量［ml］/被滴定試料［ml］
　　S：試料採取量［ml］

表 2-3　0.1 N 水酸化ナトリウム溶液 1 ml に相当する有機酸の量

有機酸の種類	相当量（g）
酢　酸	0.0060
乳　酸	0.0090
コハク酸	0.0059
りんご酸	0.0067
酒石酸	0.0075
クエン酸	0.0064

⑵　沈殿滴定

沈殿滴定法は，定量しようとする物質が難溶性の沈殿を生成する反応を利用した容量分析法である。食品分析においては硝酸銀溶液を標準液とする食塩の定量法が広く用いられている。

実験 2　0.02 N 硝酸銀標準液の標定としょう油中の食塩の定量

硝酸銀標準溶液で NaCl を定量するとき，指示薬としてクロム酸カリウム溶液を用いる方法をモール法という。

食塩溶液にクロム酸カリウムを加えておき，これに硝酸銀標準液を滴下していくと，塩化銀の白色沈殿が生じ，全ての Cl^- が沈殿した後，初めて硝酸銀がクロム酸カリウムと反応して赤褐色のクロム酸銀の沈殿が生じたところを滴定の終点とする。

$$AgNO_3 + NaCl \longrightarrow AgCl \downarrow + NaNO_3$$
（白色沈殿）

$$2\,AgNO_3 + K_2CrO_4 \longrightarrow Ag_2CrO_4 \downarrow + 2\,KNO_3$$
（赤褐色沈殿）

試薬と試料

①　0.02 N 硝酸銀標準溶液：硝酸銀（$AgNO_3$，分子量 169.91）を約 3.4 g 秤取し，純水で溶解し 1 l とする。褐色びんに入れ，暗所に保

水道水中の塩素イオンの定量

水道水中の塩化物イオン含有量をモール法により求めることができる。

水道水 100 ml をホールピペットで三角フラスコに採取し，5 ％ K_2CrO_4 溶液 1 ml を加え，ビュレットから 0.01 N $AgNO_3$ 標準溶液を滴下し，溶液の色がわずかに赤褐色になったところを滴定の終点とする。

水道水 100 ml 中の Cl^- 量［mg］
$= 0.35453 \times a \times F$
　0.35453：0.01 N 硝酸銀標準溶液 1 ml に相当する Cl^- の mg 数
　a：0.01 N 硝酸銀標準溶液の平均滴定値［ml］
　F：0.01 N 硝酸銀標準溶液の力価

存する。滴定には褐色ビュレットを使用する。

② 0.02 N 塩化ナトリウム標準溶液：市販品を用いることができる。自作する場合は次のようにする。

特級塩化ナトリウム（NaCl，分子量 58.44）を白金るつぼに入れ約600℃で，1時間加熱した後，デシケーター中で放冷する。その約 1.2 g を精秤し，1 l 容メスフラスコを用いて純水で定容する。0.02 N 塩化ナトリウム標準液の力価は次式で算出する。

力値（Factor）＝ 精秤値 [g]/1.1688 [g]

③ 10 ％クロム酸カリウム（K₂CrO₄）溶液

④ しょう油の希釈試料　市販しょう油約 1 [g] を精秤し（ガラス秤量びん），500 ml 容メスフラスコに洗い込み，水で定容する。

操　作

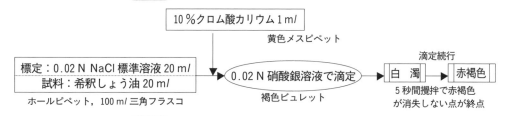

計　算

硝酸銀標準溶液の力価

$$0.02 \times F \times a = 0.02 \times F' \times 20$$

F：0.02 N 硝酸銀溶液の力価

a：0.02 N 硝酸銀溶液の滴定値 [ml]

F'：0.02 N 塩化ナトリウム標準溶液の力価

しょう油中の食塩量

$$食塩量 [\%(w/w)] = 0.00117 \times V \times F \times 500/20 \times 100/S$$

0.00117：0.02 N 硝酸銀標準溶液 1 ml に相当する NaCl のグラム数

V：0.02 N 硝酸銀標準溶液の平均滴定値 [ml]

F：0.02 N 硝酸銀標準溶液の力価

S：試料採取量 [g]

⑶　酸化還元滴定

酸化還元滴定は，定量しようとする物質と標準液との間の酸化還元反応を利用する容量分析法である。

酸化とは物質が電子を失う（酸化数が増加する）反応，還元とは物質が電子を得る（酸化数が減少する）反応であり，酸化と還元は必ず同時に起こる。酸化還元反応において，相手を酸化する物質を酸化剤，還元

する物質を還元剤という。

■酸化還元のグラム当量

酸化剤・還元剤のあいだにも当量の関係があり，授受しあう電子1個に相当する量をいう。よく用いられる酸化剤，還元剤の当量値を表2-4に示す。

表2-4 主な酸化剤と還元剤

試薬名	化学式	分子量	1モル当りの当量数
■酸化剤			
過マンガン酸カリウム	$KMnO_4$	158.04	5（酸性），3（中，塩基性）
重クロム酸カリウム	$K_2Cr_2O_7$	294.20	6
ヨウ素	I_2	253.80	2
■還元剤			
シュウ酸ナトリウム	$Na_2C_2O_4$	134.00	2
シュウ酸	$C_2H_2O_4 \cdot 2H_2O$	126.07	2
チオ硫酸ナトリウム	$Na_2S_2O_3 \cdot 5H_2O$	248.20	1

1) 過マンガン酸カリウム滴定

過マンガン酸カリウム（$KMnO_4$）は，液が酸性かアルカリ性かによって酸化能力が異なるが，硫酸酸性溶液における酸化反応が広く利用されている。強酸性下では1分子の$KMnO_4$（MnO_4^-）は他の物質から5個の電子を奪うことができる。

$$2KMnO_4 + 3H_2SO_4 \longrightarrow K_2SO_4 + 2MnSO_4 + 3H_2O + 5O$$

このとき，Mnは5個の電子を奪って酸化数[*1]が+7から+2となる。したがって，$KMnO_4$ 1モルが5当量にあたる。

市販のオキシドール（過酸化水素水）は，過酸化水素を約30％含んでいる。しかし，過酸化水素は時間の経過とともに少しずつ分解が進む。過酸化水素は酸化剤としても働くが，より強い酸化剤が相手のときは還元剤として働く。硫酸酸性下で過マンガン酸カリウムと反応するときは，5モルの過酸化水素が2モルの過マンガン酸カリウムと反応する。したがって，1モルの過酸化水素は2当量にあたる。

$$2KMnO_4 + 3H_2SO_4 + 5H_2O_2$$
$$\longrightarrow 2MnSO_4 + K_2SO_4 + 8H_2O + 5O_2$$

実験3　過マンガン酸カリウム溶液の濃度標定とオキシドール中の過酸化水素の定量

試薬と試料

① 0.1N過マンガン酸カリウム溶液[*2]：市販品を使ってもよいが，自作するときは次のようにする。

[*1] 酸化数とは，原子の酸化状態あるいは電子の保有を表わす数字である。
　以下のようなルールがある。
① 単体の原子の酸化数は0
　例）C, Cu, O_2
② イオンの場合は，イオンの価数と符号を逆にしたものが酸化数となる。
　例）Ag^+ … +1
　　　Cu^{2+} … +2
　　　O^{2-} … -2
　　　Cl^- … -1
③ 化合物で酸化数の総和は0となる。
　例）H_2O　H … +1
　　　　　　O … -2
　　　$(+1) \times 2 + (-2) = 0$

[*2] 保存中に力価が変化するので，使用直前に標定しなければならない。

特級の過マンガン酸カリウム（$KMnO_4$，分子量 158.04）を約 3.2 g 秤取し純水で溶解し 1 l に定容する。時計皿で蓋をして約 15 分間静かに煮沸した後，室温で一昼夜放置する。この操作により溶液中の還元物質が分解される。ガラスフィルター（3 G 3）を用いて不純物をろ過して褐色ビンに保存する（ろ紙は過マンガン酸カリウムを還元するので使用しない）。

② シュウ酸標準溶液（p.18 参照）

③ 6 N 硫酸：濃硫酸（約 36 N）を 6 倍に希釈して用いる。このとき，純水をビーカーに採取しておき，その中にガラス棒をつたわらせながら濃硫酸を少しずつ注入していき，よく撹拌しながら希釈する。発熱するので注意する。

④ 希釈試料：市販オキシドール 10 ml をホールピペットで 100 ml メスフラスコに採取し，純水で定容する。

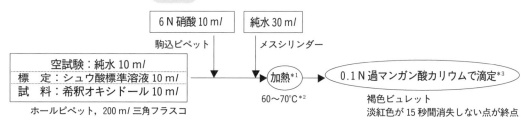

操 作

* 1 オキシドールのときは不要
* 2 80℃以上では $KMnO_4$ が分解。60℃以下では反応が遅い。
* 3 液が濃色で下端が読みにくいので，ビュレットのメニスカスは上端を読む。

計 算

過マンガン酸カリウムの標定

$$0.1 \times F \times (a - b) = 0.1 \times F' \times 10$$

F：0.1 N 過マンガン酸カリウム溶液の力価

a：0.1 N 過マンガン酸カリウム溶液の滴定値 [ml]

b：空試験の滴定値 [ml]

F'：0.1 N シュウ酸標準溶液の力価

オキシドール中の過酸化水素

オキシドール中の過酸化水素濃度 [%(W/V)]

$$= 0.0017008 \times (a - b) \times F \times 100/10 \times 100/10$$

0.0017008：0.1 N 過マンガン酸カリウム溶液 1 ml に相当する過酸化水素のグラム数

a：0.1 N 過マンガン酸カリウム標準溶液の平均滴定値 [ml]

b：空試験の滴定値 [ml]

F：0.1 N 過マンガン酸カリウム標準溶液の力価

2) ヨウ素滴定

ヨウ素滴定法にはヨウ素酸化滴定（ヨージメトリー）とヨウ素還元滴定（ヨードメトリー）の2種類があるが，広く用いられているのは後者である。ここではヨウ素還元滴定法について述べる。

■ヨウ素還元滴定（ヨードメトリー）

ヨウ素イオン I^-（ヨウ化カリウム KI）の還元作用を利用した方法である。ヨウ化カリウムが酸化性物質に作用すると，それと当量のヨウ素を遊離するので，これをチオ硫酸ナトリウム（$Na_2S_2O_3$）で滴定し，間接的にもとの酸化性物質を定量する方法である。ヨウ素とチオ硫酸ナトリウムとは次のように反応する。

$$I_2 + 2\,Na_2S_2O_3 \longrightarrow 2\,NaI + Na_2S_4O_6$$

この反応の終点は，ヨウ素の退色によっても知ることができるが，でんぷん溶液を指示薬として用いると終点が明瞭となる。ヨウ素とでんぷんが反応して濃い青色を呈するが，I_2 が I^- に変わると青色が消えるので，この点を滴定の終点とする。

チオ硫酸ナトリウム溶液の濃度標定は次のように行う。

濃度が正確にわかっている重クロム酸カリウムとヨウ化カリウム，塩酸が反応すると，次のようにヨウ素 I_2 が遊離するので，これを上の反応を用いて，チオ硫酸ナトリウムで滴定すれば，チオ硫酸ナトリウムの濃度標定ができる。

$$K_2Cr_2O_7 + 6\,KI + 14\,HCl \longrightarrow 2\,CrCl_3 + 8\,KCl + 7\,H_2O + 3\,I_2$$

ヨードメトリーを応用してさらし粉中の有効塩素量が測定できる。さらし粉 $CaCl(OCl)$ と酢酸，ヨウ化カリウムが反応すると，下のようにヨウ素 I_2 が遊離するので，これを濃度を標定したチオ硫酸ナトリウムで滴定すれば，さらし粉中の有効塩素を定量できる。

$$CaCl(OCl) + 2\,CH_3COOH \longrightarrow Ca(CH_3COO)_2 + H_2O + Cl_2$$
$$Cl_2 + 2\,KI \longrightarrow 2\,KCl + I_2$$

このとき，反応液中には，必ず KI を酢酸より先に加えておく。酢酸によって発生する有毒な Cl_2 をただちに KCl にするためである。

実験4　チオ硫酸ナトリウム溶液の濃度標定とさらし粉の有効塩素の測定

試薬と試料

① 0.1 N チオ硫酸ナトリウム溶液：市販品が使えるが，自作するときは次のようにする。

チオ硫酸ナトリウム5水和物（$Na_2S_2O_3 \cdot 5\,H_2O$，分子量248.20）約25gと炭酸ナトリウム0.2gをあらかじめ煮沸冷却した純水1lに溶解後よく混和し，栓をして2日間放置する。炭酸ナトリウムの添加は，溶液が二酸化炭素を吸収して弱酸性となり，チオ硫酸ナトリウムが一部分解するのを防ぐためである。

② 0.1N重クロム酸カリウム標準溶液：市販品が使えるが，自作するときは次のようにする。

重クロム酸カリウム（$K_2Cr_2O_7$，分子量294.20，1グラム当量49.033）を約4.9g精秤し，1lメスフラスコで定容する。

0.1N重クロム酸カリウム標準溶液の力価は次式で算出する。

$$\text{力価} = \text{精秤値}\ [g]/4.9033\ [g]$$

③ でんぷん溶液：でんぷん1gに純水約10mlを加え混和後，沸騰水200ml中に少しずつ加え，さらに1分間煮沸してから冷却し，ろ過する。使用時に0.1N I_2溶液1滴で青色を呈することを確認する。使用時に調整する。

④ 濃塩酸（特級）

⑤ 酢酸（特級）

⑥ ヨウ化カリウム（特級）

⑦ 試料さらし粉：さらし粉約2.5 [g] を精秤して乳鉢にとり，少量の水で250ml容メスフラスコに流し込み定容。

操 作

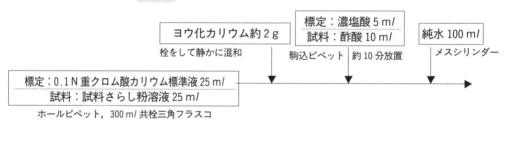

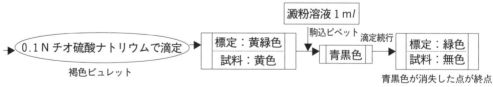

計 算

0.1Nチオ硫酸ナトリウム溶液の濃度標定

$$0.1 \times F \times a = 0.1 \times F' \times 25$$

F：0.1Nチオ硫酸ナトリウム溶液の力価

a：0.1Nチオ硫酸ナトリウム溶液の滴定値 [ml]

F'：0.1 N 重クロム酸カリウム標準溶液の力価

さらし粉中の有効塩素

有効塩素(%) $= 0.0035453 \times F \times a \times 250/25 \times 1/S \times 100$

0.0035453：0.1 N チオ硫酸ナトリウム溶液 1 ml に相当する Cl のグラム数

F：0.1 N チオ硫酸ナトリウム標準溶液の力価

a：0.1 N チオ硫酸ナトリウム標準溶液の滴定値 [ml]

S：試料採取量 [g]

⑷ キレート滴定

キレート滴定法はキレート剤と金属イオンとによるキレート生成反応を利用して，金属イオンを定量する方法である。操作が簡単であり，応用範囲が広いため各分野に利用されている。キレート剤にはいくつかの種類があるが，最も多く用いられているのはエチレンジアミンテトラ酢酸（EDTA）である。EDTA は水に溶けにくいので，標準溶液の調製には二ナトリウム塩が用いられる。EDTA によるキレート滴定では，相手の金属イオンの電荷に関係なく，常に 1 対 1 のモル比で反応し，非常に安定な水溶性のキレート化合物[*1]を生成する。したがって実際の滴定においては濃度はモル濃度で表す。金属イオン濃度が大きいと終点の判定がむづかしいので通常 0.01 M 溶液を用いる。

*1 キレートとはギリシャ語でカニのハサミを意味する。EDTA が金属イオンと結合してできたキレート化合物の構造はカニが両方のハサミで獲物を挟んでいるように見えることからつけられた。

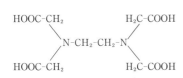

EDTA   EDTA と Ca(Mg) の錯塩

■キレート反応と金属指示薬

金属イオンを含む溶液にキレート試薬を加えていくと，キレート生成反応により溶液中の金属イオンは減少する。金属イオンとキレート試薬との当量点付近では金属イオンの濃度が急変するので，適当な指示薬を用いれば鋭敏な変色が起き，滴定の終点を知ることができる。金属指示薬として，エリオクロムブラック T （EBT または BT），2-ヒドロキシ-1-(2'-ヒドロキシ-4'-スルホ-1'-ナフチルアゾ)ナフトエ酸 （NN），ムレキシド （MX） などがよく用いられる。

金属指示薬は金属イオンの濃度の変化に応じて明瞭な変色を示す一種のキレート剤であり，それ自身の色と金属キレート化合物の色とが異な

ることの応用である。その滴定における呈色反応は，pH による変化が大きいので，滴定中は pH が一定になるように緩衝溶液を用いる。

水の硬度とは，水中のカルシウムおよびマグネシウム量をそれに対応する炭酸カルシウム（CaCO₃）の百万分率（ppm）に換算して表したものである。Cu，Fe などの重金属イオンが存在すると滴定終点が不明瞭になるが，この場合は，5％ KCN または5％ Na₂S 数滴を加えてそれらのイオンをマスクし，それらの妨害反応を止める。または検水を純水で希釈して用いるのも有効であり，硬度が高い場合も同様に希釈するとよい。KCN は猛毒であるから取扱いに注意すること。

試　料

飲料水など

試　薬

*1　EDTA 標準液は，使用のつど標定する。

①　0.01 M　EDTA 標準溶液*1：EDTA・2Na2水塩（分子量 372.24）を80℃で約5時間加熱乾燥後，放冷してその約3.7g を精秤し，純水で溶解し1l のメスフラスコで定容する。0.01 M EDTA 標準溶液の力価は次式で算出する。

力価（Factor）＝ 精秤値[g]/3.7224[g]

②　緩衝液：塩化アンモニウム（NH₄Cl）67.5g を純水約300ml に溶解し，濃アンモニア水570ml を加え純水で全量を1l とする。pH 10.7 となる。

③　10％塩酸ヒドロキシルアミン溶液：塩酸ヒドロキシルアミン（NH₂OH・HCl）10g を純水で溶解し100ml とする。

④　EBT（エリオクロムブラックT）指示薬：EBT 粉末0.5g と塩酸ヒドロキシルアミン4.5g とをエチルアルコール100ml に溶解し褐色ビンに保存する。

操　作

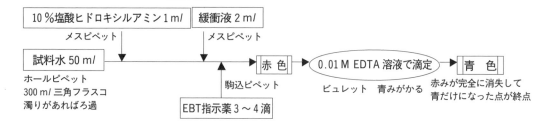

計　算

$$\text{全硬度} \ [\text{CaCO}_3 \text{として ppm}] = 1.001 \times V \times F \times 1000/50$$

1.001：$0.01\,\text{M EDTA}$ 溶液 $1\,\text{m}l$ に相当する炭酸カルシウムの mg 数

V：$0.01\,\text{M EDTA}$ 溶液の平均滴定値 $[\text{m}l]$

F：$0.01\,\text{M EDTA}$ 溶液の力価

$$0.01\,\text{M EDTA}\ 1\,\text{m}l = 0.01\,\text{M Ca}^{2+}\ 1\,\text{m}l$$
$$= 0.01\,\text{M Mg}^{2+}\ 1\,\text{m}l$$
$$= 0.01\,\text{M CaCO}_3\ 1\,\text{m}l$$
$$= 1.001\,\text{mg CaCO}_3$$

実験 6　食品中のカルシウムの定量

　カルシウム濃度が大きい場合は，試料量を適宜少なくする。pH 12 以上で滴定するので，Mg は Mg(OH)_2 となって EDTA と反応しないから，Ca だけが定量される。

試薬と試料

① 　牛乳，ヨーグルト，市販カルシウム飲料など

② 　$0.01\,\text{M EDTA}$ 標準溶液

③ 　$8\,\text{M KOH}$ 溶液

④ 　NN 指示薬希釈粉末：2-ヒドロキシ-1-(2′-ヒドロキシ-4′-スルホ-1′-ナフチルアゾ)ナフトエ酸は水溶液にすると不安定で分解しやすいので，純色素粉末 1 g と硫酸カリウム 100 g を粉砕混合し，純粋粉末指示薬として用いる。

操　作

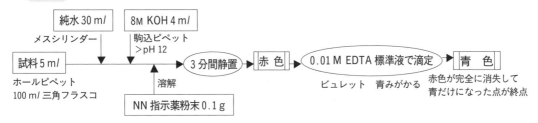

計　算

$$\text{カルシウム} \ [\text{mg}\%] = 0.4008 \times F \times a \times 100/5$$

0.4008：$0.01\,\text{M EDTA}$ 標準溶液 $1\,\text{m}l$ に相当するカルシウムの mg 数

F：$0.01\,\text{M EDTA}$ 標準溶液の力価

a：$0.01\,\text{M EDTA}$ 標準溶液の平均滴定値 $[\text{m}l]$

2-2 pHの測定

pHは水溶液の酸性，塩基性（アルカリ性）の強さを示す指標である。溶液が酸性であるとかアルカリ性であるということは，その中に含まれている H^+（水素イオン）と OH^-（水酸イオン）の濃度によって決まる。たとえば，塩酸や酢酸などの酸は水溶液中で水素イオンを生じ，一方，水酸化ナトリウムのような塩基は水酸イオンを生ずる。水溶液中で水素イオン濃度が水酸イオンの濃度より高い状態を酸性といいその逆をアルカリ性といい，等しい状態が中性というのである。

⑴ 水素イオン濃度と pH

1) 水の電離

純水の水分子は一部が，$H_2O \rightleftharpoons H^+ + OH^-$ のように電離している。水分子が電離して生じる H^+ と OH^- の数は常に同数であり，その濃度はきわめて低く常温でそれぞれ $10^{-7}\,mol/l$（水分子 10 億個につき H^+，OH^- 各 2 個くらい）である。

2) 水のイオン積

上述のように水の電離度はきわめて小さいので，電離平衡は，$H_2O \rightleftharpoons H^+ + OH^-$ の左右いずれに移動しても H_2O のモル濃度は不変とみなされる。〔　〕を各物質のモル濃度，K を水の電離定数とすれば

$$〔H^+〕〔OH^-〕/〔H_2O〕= K$$

$$〔H^+〕〔OH^-〕= K〔H_2O〕= K_w$$

という関係が成立する。K_w を水のイオン積とよび，常温では，

$$K_w = 〔H^+〕〔OH^-〕= 10^{-7} \times 10^{-7} = 10^{-14}$$

である。

3) 水素イオン濃度

各種の酸やアルカリの薄い水溶液では純水と同様に

$$〔H^+〕〔OH^-〕= 10^{-14}$$

という関係が成立し，純水に酸を加えて〔H^+〕を増やせば〔OH^-〕が減少し，アルカリを加えて〔OH^-〕を増やせば〔H^+〕が減少する。したがって，それら水溶液の酸性，中性およびアルカリ性は，水素イオン濃度〔H^+〕だけで示すことができる。

$$〔H^+〕> 10^{-7}\,mol/l は酸性$$

$$〔H^+〕= 10^{-7}\,mol/l は中性$$

$$〔H^+〕< 10^{-7}\,mol/l はアルカリ性$$

4) pH

セーレンセン（1909）は水素イオン濃度の表示を簡単にするため，〔H^+〕の逆数の常用対数で示す pH という尺度を提案し，今日，水溶液の水素イオン濃度の指数として広く用いられている。

$$pH = \log \frac{1}{[H^+]} = -\log [H^+]$$

⑵　緩 衝 液

　溶液の pH は希釈したり，酸やアルカリを加えたりすると変化するのは当然であるが，その他にも空気にさらしたり，酵素や微生物の影響でも pH は変化し，実験に支障をきたすことがある。このような場合，あらかじめ弱酸または弱塩基とその塩の適当な混合液を加えておくと，希釈しても，少量の酸やアルカリを加えても pH はほとんど変化しない。このように一定の pH を維持しようとする性質を緩衝作用（buffer action）といい，この性質を有する溶液を緩衝液（buffer solution）という。

　緩衝作用の原理を酢酸緩衝液で説明する。酢酸緩衝液は，酢酸と酢酸ナトリウムからなり，水溶液中では下のように電離している。

$$CH_3COOH \rightleftharpoons CH_3COO^- + H^+$$
$$CH_3COONa \longrightarrow CH_3COO^- + Na^+$$

　酢酸は弱酸なので，ほとんどすべての酢酸は電離しない CH_3COOH で存在している。酢酸ナトリウムは完全に電離して CH_3COO^- になっている。酢酸の電離定数を K_a とすれば，$pH = -\log [H^+] = -\log [CH_3COOH] K_a/[CH_3COO^-]$ であるから，pH は CH_3COOH と CH_3COO^- の濃度比で決まる。この系に酸を加えると，増加した H^+ イオンと CH_3COO^- イオンが反応して CH_3COOH となり，H^+ イオンが除かれる。塩基を加えると，OH^- イオンは H^+ イオンと反応して H_2O として取り除かれ，酢酸の反応が右に傾き CH_3COO^- が増える。いずれの場合も，CH_3COOH と CH_3COO^- の変化量は，存在量に比べて大変小さいので両者の比は変わらない。したがって緩衝液に少量の酸や塩基を加えても溶液の pH は変化しないのである。

表 2-5　代表的緩衝液

(1)　リン酸緩衝液

pH	5.7	5.8	5.9	6.0	6.1	6.2	6.3	6.4	6.5	6.6
0.2 M-KH$_2$PO$_4$	93.5	92.0	90.0	87.7	85.0	81.5	77.5	73.5	68.5	62.5
0.2 M-K$_2$HPO$_4$	6.5	8.0	10.0	12.3	15.0	18.5	22.5	26.5	31.5	37.5

6.7	6.8	6.9	7.0	7.1	7.2	7.3	7.4	7.5	7.6	7.7	7.8	7.9	8.0
56.5	51.0	45.0	39.0	33.0	28.0	23.0	19.0	16.0	13.0	10.5	8.5	7.0	5.3
43.5	49.0	55.0	61.0	67.0	72.0	77.0	81.0	84.0	87.0	89.5	91.5	93.0	94.7

(2)　クエン酸緩衝液（Sörensen 緩衝液）

pH	4.96	5.02	5.11	5.31	5.57	5.98	6.34	6.69
0.1 M-クエン酸ナトリウム	10.0	9.5	9.0	8.0	7.0	6.0	5.5	5.25
0.1 M-NaOH	0.0	0.5	1.0	2.0	3.0	4.0	4.3	4.75

緩衝液には，いろいろな組み合わせの混合溶液があり，一定に保つべきpHの大きさに応じて選択する。いくつかの緩衝液の例を表2-5に示した。

(3) クエン酸・リン酸水素ニナトリウム緩衝液（McIlvaine 緩衝液）

pH	2.2	2.4	2.6	2.8	3.0	3.2	3.4	3.6	3.8	4.0	4.2	4.4	4.6	4.8	5.0
0.1M-クエン酸	19.60	18.76	17.82	16.83	15.89	15.06	14.30	13.56	12.90	12.29	11.72	11.18	10.65	10.14	9.70
0.2M-Na$_2$HPO$_4$	0.40	1.24	2.18	3.17	4.11	4.94	5.70	6.44	7.10	7.71	8.28	8.82	9.35	9.86	10.30

	5.2	5.4	5.6	5.8	6.0	6.2	6.4	6.6	6.8	7.0	7.2	7.4	7.6	7.8	8.0
	9.28	8.85	8.40	7.91	7.37	6.78	6.15	5.45	4.55	3.53	2.61	1.83	1.27	0.85	0.55
	10.72	11.15	11.60	12.09	12.63	13.22	13.85	14.55	15.45	16.47	17.39	18.17	18.73	19.15	19.45

(4) トリス緩衝液

pH	7.20	7.36	7.54	7.66	7.77	7.8	7.96	8.05	8.14	8.23	8.32	8.40	8.50	8.62	8.74	8.92	9.10
0.2M-トリスアミノメタン*	25.0	25.0	25.0	25.0	25.0	25.0	25.0	25.0	25.0	25.0	25.0	25.0	25.0	25.0	25.0	25.0	25.0
0.1M-HCl	45.0	42.5	40.0	37.5	35.0	32.5	30.0	27.5	25.0	22.5	20.0	17.5	15.0	12.5	10.0	7.5	5.0

*トリ(ヒドロキシメチル)アミノメタン 2.43 g を 100 ml 溶液とする。

⑶ pH の測定法

1) pH 試験紙による pH 測定法

pH 試験紙は，溶液の pH に応じて色調の変わる色素つまり指示薬を紙片に浸したものを乾燥したものである。1 つの試験紙で pH 0〜14 の範囲を測定できる万能 pH 試験紙や，pH の範囲によりそれぞれの試験紙を用いるものなどが，標準変色表とともに市販されている。

表2-6　pH 試験紙の変色域

品　　　　名	略号	変色域	品　　　　名	略号	変色域
クレゾールレッド	CR	0.0〜 2.4 / 6.0〜 9.3	ブロムクレゾールパープル	BCP	5.2〜 7.6
チモールブルー	TB	1.0〜 3.4 / 7.6〜10.0	ブロムチモールブルー	BTB	5.8〜 8.2
ブロムフェノールブルー	BPB	2.4〜 4.8	フェノールレッド	PR	0.0〜 2.0 / 6.2〜 8.6
フェノールブルー	PB	2.8〜 5.8	アリザリンイエロー	AZY	9.6〜12.4
フェノールパープル	PP	3.4〜 6.4	アゾブルー	AZB	10.0〜12.4
ヨードフェノールブルー	IPB	3.2〜 5.6	ボイラーブルー	POB	10.6〜13.4
ブロムクレゾールグリーン	BCG	3.6〜 6.0	アルカリブルー	ALB	10.6〜14.0
クロールフェノールレッド	CPR	4.6〜 7.0	ユニバーサル	UNIV	1.0〜12.0
メチルレッド	MR	5.0〜 7.4			

測定方法

①　pH 試験紙を適当な長さに切り，ピンセットではさみ，一方の端

を検液に浸す。

② 浸漬部分の色を標準変色表とすばやく比較し pH を読む。

③ 推定 pH の上下 2 種の試験紙で測定し平均値をとる。

この方法は検液も少量ですむし，簡便に測定できるので精度は劣るが概略値でよい場合には適当な方法といえる。なお，pH 試験紙の保管は必ず密閉できる容器に入れ，日光の当たらない乾燥した場所に保管する。変色表も使用中汚さないように注意する。

2) pH メーターによる測定法

試料の正確な pH 測定には pH メーターによる電位差測定法がよく利用されている。この電位差測定法は，水素イオンが関与する電極反応を利用したものであり，電極で生ずる電位差を測定することによって pH を決定するものである。

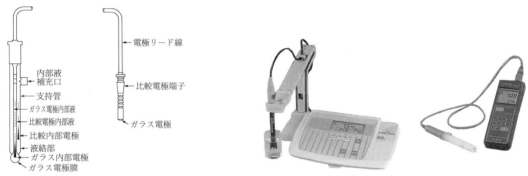

図 2-2　測定用複合電極　　　　　　図 2-3　pH メーター

通常用いられる pH メーターは，ガラス電極と比較電極と温度補正電極が一体となった複合電極である。

ガラス電極は先端が非常に薄い膜でできており，衝撃に弱く壊れやすいので，取り扱いには十分注意する。また，この電極膜部分は乾燥させると反応が遅くなり正確に測定できなくなることがある。

操作方法

使用する機種により操作方法が異なるので，取扱説明書に準じて測定する。ここでは測定するときの共通した操作の流れを述べる。

❶ ガラス電極は使用前，先端を数時間蒸留水につけておく（常時蒸留水につけておくとよい）。

❷ 電源を入れて安定してから操作に移る。

❸ 標準緩衝液に浸し，緩衝液の pH にあわせ，補正を行う。

❹ 電極を蒸留水でよく洗い，先端に残った水はろ紙で吸いとる。

❺ 試料液に電極を浸し，その pH を読み取る。

❻ 測定後は電極を試料液から取り出し，蒸留水でよく洗う。

実験 7	食品の pH の測定

食品の pH を pH 試験紙と pH メーターを用いて測定し，pH と試験紙の色調の対応を確認する。

試 料

果汁（みかん，トマト，スイカ，レモンなど），食酢，ぶどう酒，しょうゆ，牛乳など

器 具

pH 試験紙，標準変色表，ピンセット，時計皿，pH メーター

操 作

果実類はガーゼで果汁をしぼる。前述の操作により pH 試験紙と pH メーターを用いそれぞれの試料液の pH を測定し，測定値の一致の程度を調べる。

⑷　滴定曲線の作成

一定量，一定濃度の酸溶液を，一定濃度の塩基溶液で滴定するとき，pH の変化の状況と，加えた塩基の量の関係をグラフにしたものが中和曲線（滴定曲線）である。

ここでは pH の変化を pH メーターを用いて測定し，滴定曲線を作成し，指示薬の変色点を確認し，曲線から求めた当量点と指示薬の変色から求めた当量点を比較してみる。ただし，当量点と中性を示す点（pH 7）は必ずしも同じではない点に注意しよう。

中和滴定には滴定に用いる酸・塩基の強弱によって次の 4 つの場合が考えられる。

1)　強酸-強塩基の滴定（例　HCl と NaOH）

当量点付近で pH が急激に変化し，その範囲は pH 4 から pH 10 と広く，この間に変色域をもつ指示薬であるならばどの指示薬も適用できる。また，この酸・塩基の中和反応により生成する塩は加水分解しないため当量点は中性を示し，pH 7 である。

2)　弱酸-強塩基の滴定（例　CH_3COOH と NaOH）

当量点では生成する塩（CH_3COONa）の加水分解のため溶液の pH は塩基性を示し，pH 7 よりも大きく，およそ pH 8 から pH 10 程度となる。

$$CH_3COONa + H_2O \rightarrow CH_3COOH + CH_3COO^- （少量） + H^+$$
（少量）$+ Na^+ + OH^-$，すなわち H^+ イオンは CH_3COOH になっている分だけ OH^- より少ないから，溶液は塩基性に傾くのである。

したがって，指示薬は変色域が塩基性側にある指示薬（フェノールフタレインなど）を選ぶ必要がある。また，フェノールフタレインのよ

うにアルカリ側で変色する指示薬は炭酸または炭酸塩のために誤差が生じやすいので，炭酸ナトリウムを含まないアルカリ標準液を調製する必要がある。1），2）の場合の滴定曲線を示す。

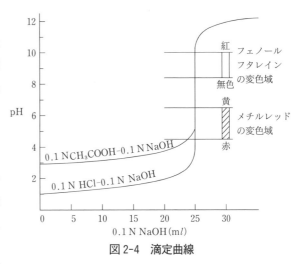

図2-4　滴定曲線

3）　強酸-弱塩基の滴定

（例　HCl と NH$_3$ + H$_2$O）

当量点付近では生成する塩（NH$_4$Cl）の加水分解のため溶液のpHは酸性（pH 3〜6）を示す（NH$_4$Cl + H$_2$O → NH$_4$OH + NH$_4^+$（少量）+ OH$^-$（少量）+ H$^+$ + Cl$^-$）。したがって，指示薬は変色域が酸性側にある指示薬を用いる。

4）　弱酸-弱塩基の滴定（例　CH$_3$COOH と NH$_4$OH）

弱酸と弱塩基で滴定する場合，当量点でのpHの変化は非常に小さいため，指示薬を用いた中和滴定は不可能である。生成する塩（CH$_3$COONH$_4$）が加水分解して生じる酸と塩基との電離度がほぼ等しいので当量点付近ではおよそpH 7である。

実験8　強酸と強塩基の中和曲線

試　薬

① 0.1 N 水酸化ナトリウム（NaOH）標準溶液
② 0.1 N 塩酸（HCl）溶液
③ 指示薬　0.1％メチルレッド溶液

操　作

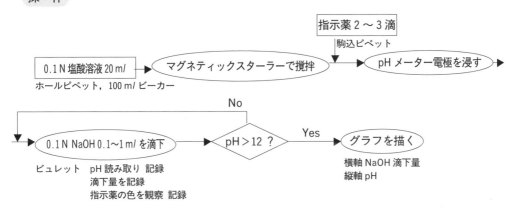

2-3　比色分析

　呈色溶液の色の濃度を標準のものと比較してその中に溶けている呈色物質の量を知る定量分析法を比色分析という。比色分析は微量成分でも正確かつ迅速に測定できるため，食品成分分析やその他の分野でも広く利用されている。比色分析法には，色の濃さを肉眼で判断する視覚比色法と，光の吸収の程度を電気的に測定する吸光光度法があるが，現在では精度の高い吸光光度法が常用されている。

　われわれの肉眼に感じる光線，すなわち可視光線は 400〜800 nm（ナノメーター：1 nm ＝ 10^{-9}m）までの波長の光線が混合して白色光線となっている。白色光線がある物質に当たると，白色光線中のある特定の波長の光を吸収する。その結果吸収されなかった残りの光の色（これを余色または補色という）が反射または透過し，目に映り，それをそのものの色として感じているのである。したがって，ある着色した溶液に光線を当てると，その溶液中の分子がある特定の波長を吸収する。吸収はその溶液の着色の濃淡に比例するので，呈色溶液の吸光度を測定すれば，吸光物質の濃度が定量できる。この方法を比色分析という。

⑴　原　　　理

　比色分析は前述したように，溶液中の目的とする物質がある特定の波長の光を定量的に吸収することを利用した分光法であり，その基礎となっているのがランベルト・ベール（Lanbert・Beer）の法則である。

　図2-5に示すように，濃度 c，液層の長さ l の試料溶液に，強さ I_0 の単色光を通過させると，光は試料溶液に吸収されて，入射光の強さは減少する。通過した直後の光（透過光）の強さを I とすれば，溶液層の光の吸収の程度は次の式で示される。

　　　　透過度：I/I_0

　　　　透過率：$I/I_0 \times 100 = T$（%）

　　　　吸光度：$\log I_0/I = E$

　また，吸光度 E は溶液の濃度 C と液層の長さ l の積に比例する。

　　　　$E = \varepsilon Cl$（ただし，ε は比例定数）

　これがランベルト・ベールの法則である。溶液層の長さ l が一定であれば，吸光度と溶液の濃度との関係は，図2-6のように原点を通る直線となる。

　あらかじめ濃度のわかっている標準物質を用いて，濃度と吸光度の関係のグラフ（検量線）を作成しておくことで，未知の溶液の濃度を吸光度から簡単に求めることができる。

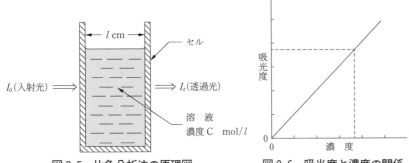

図 2-5　比色分析法の原理図　　図 2-6　吸光度と濃度の関係

⑵　光電光度計・分光光度計

　光電光度計や分光光度計は透過率や吸光度を測定する機器であり，入射光をフィルターで設定するものが光電光度計，回折格子やプリズムを用いて分光し，単一波長に設定できるのが分光光度計である。

　装置の構成は図 2-7 に示すように，光源部，波長選択部，試料部，測定部から成る。光源には可視部を測定するためのタングステンランプ（350〜2500 nm）と紫外部を測定するための重水素ランプ（180〜350 nm）が用いられる。吸光セルはガラス製，石英製などがある。可視部はどちらを用いてもよいが，紫外部測定には石英セルを用いる。

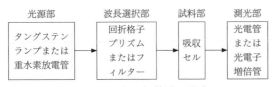

図 2-7　比色分析装置の構成

⑶　測　定　法

　用いる機種によって操作方法が異なるので，それぞれの機種の取扱説明書を参照して操作することが必要である。ここでは共通した使用上の注意点を述べる。

1)　電源を入れてから内部の回路が安定するまで待つ。
2)　光電光度計では適当なフィルター（表 2-7），分光光度計では波長を設定する。最も感度がよいのは，吸収極大の波長である。
3)　溶媒もしくは空試験溶液の入ったセルを光路に置き，透過率 0 %，100 % を調整する。このときセルの透過面をティッシュペーパーなどできれいに拭いておく。
4)　試料液の入ったセルを光路にセットし，吸光度を測定する。
5)　検量線の作成：いくつかの濃度の異なる標準試料を用いて透過率あるいは吸光度を測定し，標準検量グラフを書く。グラフ用紙の

横軸に濃度，縦軸に透過率あるいは吸光度をとり作成する。

6) 試料溶液も同様に吸光度もしくは透過率を測定し，標準検量グラフから試料溶液の濃度を求める。

表 2-7　溶液の色のフィルターとの関係

試料溶液の色	フィルターの色（余色）	フィルターを透過する光の波長 [nm]
黄　　　緑	紫	400～435
黄	青	435～480
橙	緑　　青	480～490
赤	青　　　緑	490～500
紫　　赤	緑	500～560
紫	黄　　　緑	560～580
青	黄	580～595
緑　　　青	橙	595～610
青　　緑	赤	610～750
緑	紫　　赤	750～800

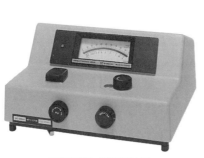

分光光度計（試験管対応）

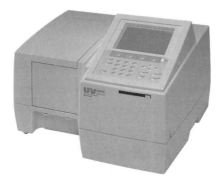

分光光度計（角形セル対応）

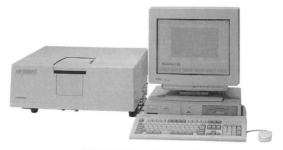

自記分光光度計（パソコン付）
（島津製作所カタログ）

3　食品成分の定性実験

　食品を構成している成分は様々あるが，ある成分の質的情報を区別し，検出・同定を行う実験が定性実験である。どんな成分が食品に含まれているかを知っておくことは，その食品の栄養的価値や嗜好的価値，さらには生体調節機能を判断するのに有用である。

　定性実験には，ある成分に特有な呈色反応や沈殿反応などで検出・同定をおこなうものの他，各種クロマトグラフィーによる検出・同定をおこなう実験などがある。

3-1　糖質の定性実験

糖質に共通な呈色反応，糖個々の化学特性による呈色反応や沈殿反応を組み合わせて糖を識別することができる。

実験 9	5 種類の糖の識別実験

　5 種類の糖（グルコース，フルクトース，シュクロース，マルトース，可溶性でんぷん）の各 1％溶液を以下の定性反応により識別する。

⑴　糖質に共通な呈色反応

1)　モーリッシュ（Molish）反応

糖類が脱水剤によりフルフラール誘導体[*1]を生じ，これが α-ナフトール[*2]と結合し，赤紫色を呈する反応。

試　薬

①　濃硫酸
②　モーリッシュ試薬：5％ α-ナフトールのエタノール溶液

操　作

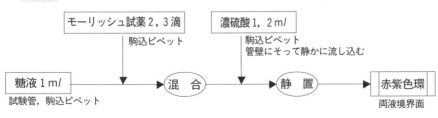

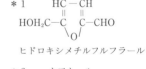

[*1]　ヒドロキシメチルフルフラール

[*2]　α-ナフトール

2) アンスロン反応

糖類とアンスロン*1が反応し，緑色を呈する性質を利用したもので，
糖類以外の有機物は褐色を呈する。

＊1　アンスロン

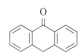

試　薬

アンスロン試薬：アンスロン 0.2 g を濃硫酸 100 ml に溶解する。冷
暗所に保存する。

操　作

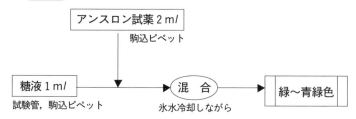

⑵　還元糖の反応

1) フェーリング（Fehling）反応

還元糖によって，試薬中の二価の銅イオン Cu^{2+} から酸化銅（Ⅰ）
Cu_2O の赤色沈殿を生じる反応。

試　薬

① フェーリング A 液：硫酸銅（$CuSO_4 \cdot 5 H_2O$）69.28 g を水に溶
かして 1 l にする。

② フェーリング B 液：酒石酸カリウム・ナトリウム（ロッシェル
塩：$KNaC_4H_4O_6 \cdot 4 H_2O$）346 g と水酸化ナトリム（NaOH）130
g を水に溶かして 1 l にする。

操　作

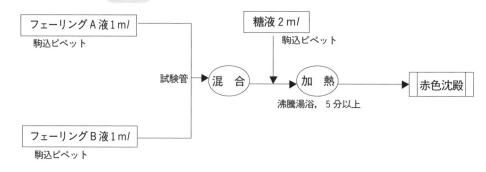

2) 銀鏡反応

アンモニア性銀塩が還元糖のアルデヒド基によって還元され，金属銀
を析出する反応。

試　薬

① 10 ％水酸化ナトリウム

② アンモニア性硝酸銀溶液：10％硝酸銀（AgNO₃）・濃アンモニア水溶液

操　作

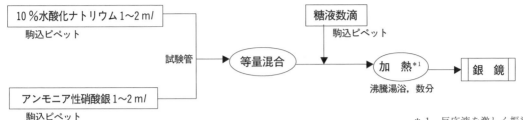

＊1 反応液を激しく振盪したり，反応後長く放置すると爆発の危険性があるので，銀鏡作成後，ただちに反応液を捨てる。

3)　ベネディクト（Benedict）反応

フェーリング反応と同様の反応。この方法は尿中の還元糖の検出によく利用される。

試　薬

ベネディクト試薬：クエン酸ナトリウム（Na₃C₆H₅O₇・2H₂O）173 g と無水炭酸ナトリムウム（Na₂CO₃）100 g を約600 ml の温水に溶かしたのち，ろ過し，全容を850 ml とする。これに，別に調整した結晶硫酸銅（CuSO₄・5H₂O）17.3 g を水100 ml に溶かした液を少量ずつ撹拌しながら徐々に加えていき，全容を1 l とする。

操　作

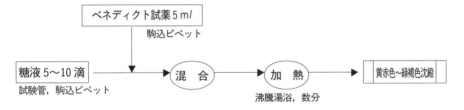

③ 単糖類と還元性二糖類の識別反応；バーフォード（Barfoed）反応

酸性溶液中で二価の銅イオンを還元する作用は，還元性二糖類より単糖類の方が強いので，単糖類は二糖類より短時間で酸化銅（Ⅰ）の沈殿を生じさせる。還元性の強弱を利用した反応。

試　薬

バーフォード試薬：酢酸銅（Ⅱ）（Cu(CH₃COO)₂）13.4 g を水200 ml に溶かし，氷酢酸1.8 ml を加える。保存中に沈殿が生じた場合はろ過する。

操作

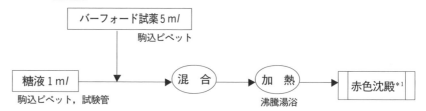

バーフォード試薬 5 ml
駒込ピペット

糖液 1 ml ──→ 混 合 ──→ 加 熱 ──→ 赤色沈殿[*1]
駒込ピペット，試験管   沸騰湯浴

*1 酸化銅（I）の赤色沈殿。
単糖類は 5 分くらい，還元性
二糖類は 15 分くらい加熱で
沈殿生成。

⑷ ケトースに特有な反応；セリワノフ（Seliwanoff）反応

　ケトースおよびケトースを含む糖類が，塩酸によってヒドロキシメチルフルフラールとなり，酸性下でレゾルシン[*2]と反応して赤色を呈する反応。ケトースに特有の反応であるが，長時間加熱するとアルドースも弱く反応する。

*2 レゾルシン

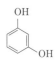

試 薬

　セリワノフ試薬：レゾルシン（$C_6H_4(OH)_2$）0.05 g を希塩酸（濃塩酸：水＝1:2）100 ml に溶解する。

操 作

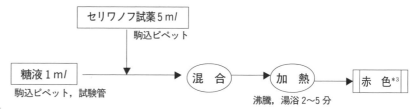

セリワノフ試薬 5 ml
駒込ピペット

糖液 1 ml ──→ 混 合 ──→ 加 熱 ──→ 赤色[*3]
駒込ピペット，試験管   沸騰，湯浴 2～5 分

*3 ケトースは数十秒から数分
で赤色から暗赤色。

⑸ オサゾン生成反応による還元糖の識別；フェニルヒドラジン反応

　還元糖のカルボニル基が，フェニルヒドラジンと縮合反応してオサゾンの黄色い結晶を生成する反応。この結晶は，糖の種類によって形（図3-1）や融点が異なる。

試 薬

　フェニルヒドラジン酢酸液：フェニルヒドラジン，氷酢酸，水を1:1:5 の割合で混合する。

*4 フルクトースは 3～5 分，
グルコースは 6～10 分でオサ
ゾンの黄色結晶を生ずる。ガ
ラクトース，マルトースは
30 分程度加熱後，徐々に冷
却すると結晶を生ずる。
*5 顕微鏡観察をする場合の倍
率は 100～400 倍

操 作

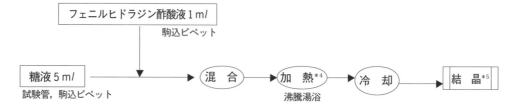

フェニルヒドラジン酢酸液 1 ml
駒込ピペット

糖液 5 ml ──→ 混 合 ──→ 加 熱[*4] ──→ 冷 却 ──→ 結 晶[*5]
試験管，駒込ピペット   沸騰湯浴

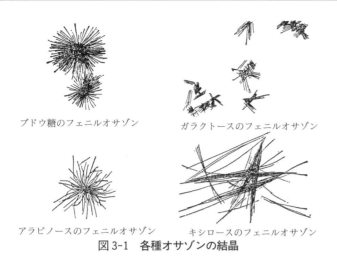

ブドウ糖のフェニルオサゾン　　　　　ガラクトースのフェニルオサゾン

アラビノースのフェニルオサゾン　　　キシロースのフェニルオサゾン

図3-1　各種オサゾンの結晶

⑹　でんぷんの反応；ヨウ素・でんぷん反応

でんぷんを構成するアミロースがでんぷん・ヨウ素複合体を形成し，呈色する反応。

試　薬

0.2％ヨウ素ヨウ化カリウム溶液：ヨウ化カリウム（KI）1 g を約10 ml の水に溶かし，ヨウ素（I_2）0.2 g を加えて完全に溶解後，水で100 ml にする。

操　作

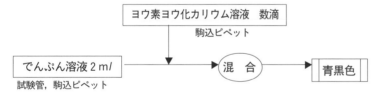

ヨウ素ヨウ化カリウム溶液　数滴
駒込ピペット

でんぷん溶液 2 ml
試験管，駒込ピペット

混　合

青黒色

実験 10　ヘキソースとペントースの識別実験

グルコース，フルクトース，キシロース，リボースの各1％溶液を以下の定性反応によりヘキソースとペントースに識別する[1]。

⑺　ヘキソース（六炭糖）の反応；スカトール反応

ヘキソースを構成成分とする糖類は，すべて反応する。グルコースは0.02％，フルクトースは0.001％の濃度で呈色する。

試　薬

①　濃塩酸

②　スカトール[2]溶液：0.5％スカトールのアルコール溶液

[1]　セリワノフ反応を実施することによりグルコースとフルクトースの区別もできる。

[2]

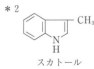

スカトール

スカトールは糞便臭の成分なので，取り扱いに注意する。

操 作

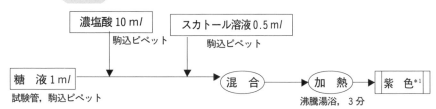

*1　ヘキソースおよびヘキソースを含む多糖類の溶液は紫色になる。ただしグルコース，フルクトースはしばらく放置すると褐色。ペントースは初めから淡褐色。

(8)　ペントース（五炭糖）の反応；ビアル（Bial）反応

ペントースを無機酸と加熱するとフルフラールが生成され，これが芳香族アルコールと縮合して青色色素を生じる反応で，オルシノール反応とも呼ばれる。呈色度は，アラビノースを 100 とすると，キシロース 92，リボース 89，グルクロン酸 16 である。グルコースおよびグルコースを構成成分とする糖質は全く反応しない。

試 薬

ビアル試薬：オルシノール*2 0.5 g を 30 ％塩酸 250 ml に溶かし，これに 10 ％塩化第二鉄（FeCl$_3$）溶液を約 1 ml 加える（使用のつど調製する）。

*2　オルシノール

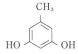

操 作

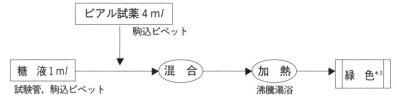

*3　ペントースを含む糖は緑色，青緑色，青紫色をへて，やがて暗青色に濁る。

3-2　脂質の定性実験

脂質には，油脂をはじめとして，リン脂質，脂肪酸，ステロール，アルコールなどがあり，脂溶性のビタミンや色素なども含まれる。これらを検出・同定したり，新鮮かどうかを判定したりすることができる。

実験 11　油脂の化学的性質・鮮度判別実験

脂質の各種定性反応により，油脂の化学的性質を知り，油脂の新鮮度判定を行う。

(1)　化学的性質

1)　脂肪酸エステルの反応：ヒドロキサム酸法

脂肪酸のエステルは，アルカリ性でヒドロキシルアミンと反応して，ヒドロキサム酸を生成する。これに酸性で塩化第二鉄を反応させると，錯塩をつくり赤紫色となる。この方法で脂質中の脂肪酸がアルコールとエステル結合していることを知ることができる。

$$\text{RCOOR}' \ + \ \text{NH}_2\text{OH} \xrightarrow{\text{アルカリ性}} \text{RCO·NHOH} + \text{R}'\text{OH}$$

ヒドロキシルアミン

$$3\,\text{RCO·NHOH} \ + \ \text{FeCl}_3 \xrightarrow{\text{酸性}} 3\,\text{HCl} + \text{Fe}\,[\text{RCO}(\text{NHO})]_3$$

塩化第二鉄

試 薬

① 塩酸ヒドロキシルアミン・飽和エタノール溶液

② 1 N 水酸化ナトリウム・エタノール溶液

③ 0.5 N 塩酸エタノール溶液

④ 1％塩化第二鉄溶液

⑤ 酢酸エチル

操 作

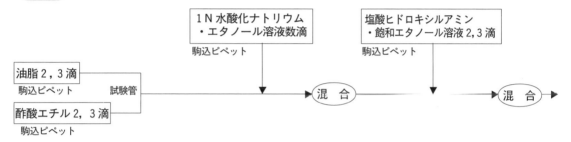

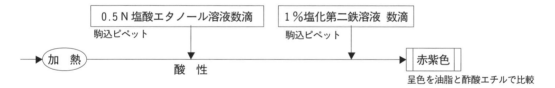

2) グリセリンの反応：アクロレイン反応

　油脂を構成しているグリセリンが脱水，分解されてアクロレインを生成する反応で，グリセリドやリン脂質などがグリセリンを含有することを知ることができる。

$$
\begin{array}{l}
\text{CH}_2\text{—OH} \\
| \\
\text{CH —OH} \\
| \\
\text{CH}_2\text{—OH}
\end{array}
\xrightarrow[215\sim250\,\text{℃}]{-\text{H}_2\text{O}}
\quad \text{CH}_2\text{=CH·CHO}
$$

グリセリン　　　　　　　　　　　　　　　　　アクロレイン

試 薬

① 硫酸水素カリウム（KHSO$_4$）

② アンモニア性硝酸銀溶液：銀鏡反応（p.38）参照

操 作

```
                        硫酸水素カリウム 約0.5g
                                │
                                ▼
   ┌─────────┐          ┌─────┐    ┌──────┐    ┌────────────┐
   │ 油脂 1ml │ ───────→│ 混 和 │──→│加 熱*1│──→│ろ紙の黒変*2 │
   └─────────┘          └─────┘    └──────┘    └────────────┘
   蒸発皿，駒込ピペット              直火で緩やかに  アンモニア性硝酸銀で
                                                 湿らせたろ紙を蒸気にかざす
```

* 1 アクロレイン
CH₂＝CHCHO の刺激臭を
生ずる。

* 2 アンモニア性硝酸銀溶液を
湿らせたろ紙を蒸発皿の上に
かざすと，アクロレインによ
り還元されて銀を生じ，ろ紙
が黒変する

3) 不飽和脂肪酸の反応：ヨウ素の付加

ハロゲン化ヨウ素は脂肪酸の二重結合部分に付加し，ヨウ素の色を退
色させることから，不飽和脂肪酸の存在を知ることができる。

$$CH_3\cdots CH_2-\underset{\text{二重結合}}{CH=CH}-CH_2\cdots CO\cdot R + ICl \longrightarrow \text{ハロゲンの付加}$$

$$CH_3\cdots CH_2-\underset{Cl}{CH}-\underset{I}{CH}-CH_2\cdots CO\cdot R$$

試 薬

① 四塩化炭素（CCl₄）

② ウィイス試薬：三塩化ヨウ素（ICl₃）7.9g とヨウ素（I₂）8.7g
をそれぞれ別のビーカーにとり，氷酢酸（特級）を加えて，わずか
に加熱して溶解したのち冷却し，両液を混合して氷酢酸で 1 l とす
る。

操 作

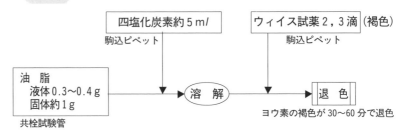

```
        四塩化炭素約5ml            ウィイス試薬2，3滴(褐色)
        駒込ピペット               駒込ピペット
              │                        │
   ┌─────────────┐                     ▼
   │ 油 脂        │                  ┌─────┐  ┌──────┐
   │ 液体0.3～0.4g │ ─────→ ┌────┐─→│退 色 │
   │ 固体約1g     │         │溶 解│   └──────┘
   └─────────────┘         └────┘
   共栓試験管                ヨウ素の褐色が30～60分で退色
```

* 3 油脂を空気中に長期間放置
すると，空気中の酸素により
酸化されて，味や香りが悪く
なる。これを変敗といい，
水，熱，光，酵素，遷移金属
などの存在で促進される。油
脂の変敗現象では，遊離の脂
肪酸が生成されるので，変敗
のことを酸敗ともいう。

* 4 油脂の不飽和脂肪酸がラジ
カルになり，空気中の酸素を
取り込む自己触媒として働
き，酸化を進行させる反応。

* 5
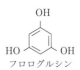
フロログルシン

⑵ 油脂の鮮度判別

1) 油脂の変敗*3試験：クライス試験（アルデヒドの検出）

油脂の自動酸化*4に続く過酸化物の分解によって生じたアルデヒド
が，濃塩酸の酸性下でフロログルシン*5と反応してすみれ色～赤色を呈
する。

試 薬

① 濃塩酸

② 1％フロログルシン・エーテル溶液

操　作

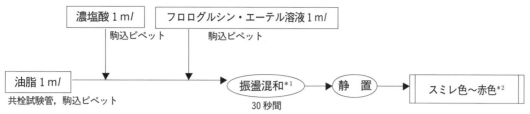

＊1　濃塩酸を使用しているので
　　注意して振盪。
　　　フロログルシン・エーテル
　　溶液は引火性が強いので火気
　　厳禁。
＊2　塩酸層がスミレ色～赤色の
　　場合は反応陽性。微紅色，橙
　　色，黄色の場合は反応陰性と
　　する。棉実油は新鮮なもので
　　も陽性である。

2）　過酸化物検出法

　油脂中に生じた過酸化物は，ヨウ化カリウムのヨウ素を遊離させることから，遊離されたヨウ素にでんぷんを反応させて油脂の変敗の度合いを知ることができる。

$$-CH-CH=CH-+2\,KI \longrightarrow -CH-CH=CH-+I_2+K_2O$$
$$\quad\ \ OOH \qquad\qquad\qquad\qquad\qquad OH$$
過酸化物

試　薬

① 四塩化炭素（CCl_4）

② 氷酢酸

③ ヨウ化カリウム飽和溶液：ヨウ化カリウム（KI）144 g を 100 mℓ の水に溶かしたもの。

④ 1％ でんぷん溶液：加熱溶解

操　作

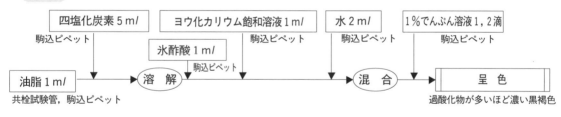

⑶ 卵黄脂質の成分

卵黄脂質には油脂，コレステロール，リン脂質，脂溶性色素などが含まれるが，それらを薄層クロマトグラフィー（TLC）で確認できる。

実験12　卵黄脂質の薄層クロマトグラフィー

操　作

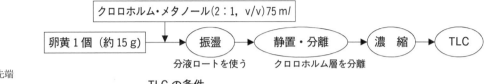

クロロホルム・メタノール（2：1，v/v）75 ml

卵黄1個（約15 g）　→　振盪　→　静置・分離　→　濃縮　→　TLC

分液ロートを使う　　　クロロホルム層を分離

TLCの条件

・プレート：シリカゲル60
・展開剤：石油エーテル・エーテル・酢酸（80：20：1，v/v）
・発色剤：50％硫酸・メタノール
・発色の条件：100〜120℃，10分加熱
・標準物質：グリセリド混合液，コレステロール液（いずれもクロロホルム溶液）

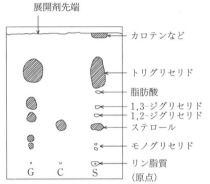

展開剤先端

カロテンなど
トリグリセリド
脂肪酸
1,3-ジグリセリド
1,2-ジグリセリド
ステロール
モノグリセリド
リン脂質（原点）

G　C　S

図3-2　薄層クロマトグラムの例
G：グリセリド混合液（標準物質）
C：コレステロール液（標準物質）
S：卵黄脂質（供試料）

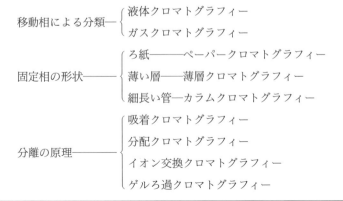

───　クロマトグラフィーについて　───

クロマトグラフィーとは多成分混合物から各成分を分離分析する方法である。当初，色素を分離したところからギリシャ語のchroma（色素）とgraphos（記録）を語源としてクロマトグラフィー（chromatography）とよぶようになった。現在では様々な物質に適用され，固定された物質（固定相）と移動する物質（移動相）との間におかれた試料成分の化学的・物理的性質の差により分離分析されており，次のような種類がある。

移動相による分類 ─┬─ 液体クロマトグラフィー
　　　　　　　　　　└─ ガスクロマトグラフィー

固定相の形状 ─┬─ ろ紙────ペーパークロマトグラフィー
　　　　　　　├─ 薄い層───薄層クロマトグラフィー
　　　　　　　└─ 細長い管─カラムクロマトグラフィー

分離の原理 ─┬─ 吸着クロマトグラフィー
　　　　　　├─ 分配クロマトグラフィー
　　　　　　├─ イオン交換クロマトグラフィー
　　　　　　└─ ゲルろ過クロマトグラフィー

3-3　アミノ酸・たんぱく質の定性実験

　たんぱく質の定性反応には，呈色反応と沈殿・凝固反応がある。これらは，たんぱく質を構成する個々のアミノ酸の特性，たんぱく質の構造，およびたんぱく質が高分子化合物であることなどによる反応である。

実験 13　アミノ酸・たんぱく質の識別

(1)　試料の調製

①　卵白溶液：鶏卵の卵白をビーカに取り，よく混ぜて布でこし，約6倍量の水を加えて薄める。液が白濁する[*1]ので，NaCl または Na_2SO_4 を攪拌しながら少量ずつ加え，透明な卵白溶液とする。この液は，約1%のたんぱく質を含む。

②　1%ゼラチン溶液：ゼラチン1gに99mlの水を加えて，15分以上放置し，十分に吸水させてから，50°C程度に加温して溶解する。

③　牛乳：牛乳を約3倍に水で希釈する。

④　その他として，アラニン，チロシン，トリプトファン，シスチンなどの各アミノ酸の1%水溶液をつくる。

(2)　呈色反応

1)　たんぱく質に共通な呈色反応；ビウレット反応[*2]

　Cu^{2+} と2つ以上のペプチド結合（-CO-NH-）を含む化合物が反応し，赤紫〜青紫色を呈する[*3]。たんぱく質は多くのペプチド結合を含むので，たんぱく質に共通する呈色反応である。

試　薬

①　10%水酸化ナトリウム（NaOH）水溶液

②　0.5%硫酸銅（$CuSO_4$）水溶液

操　作

```
┌──────────────────────┐   ┌──────────────────────┐
│ 10%水酸化ナトリウム2ml │   │ 0.5%硫酸銅1〜2滴      │
│      駒込ピペット      │   │     駒込ピペット      │
└──────────┬───────────┘   └──────────┬───────────┘
           │                          │
           ▼                          ▼
┌───────────┐   ┌─────────┐   ┌─────┐   ┌───────────┐
│ 試料溶液2ml │──▶│ 混合，溶解 │──▶│ 混 合 │──▶│ 赤紫〜青紫色 │
│試験管，駒込ピペット│   └─────────┘   └─────┘   └───────────┘
└───────────┘
```

2)　アミノ基を有する化合物に共通な呈色反応；ニンヒドリン反応

　α-アミノ酸とニンヒドリン[*4]が中性または弱酸性で反応して，紫色[*5]を呈する。ペプチドやたんぱく質もこの反応を示す。

試　薬

0.2%ニンヒドリン・エタノール溶液

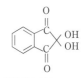

操作

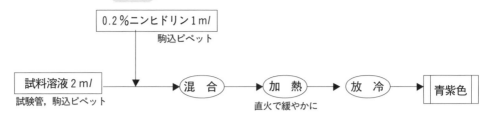

0.2％ニンヒドリン1ml
駒込ピペット

試料溶液2ml
試験管,駒込ピペット → 混 合 → 加 熱 → 放 冷 → 青紫色
直火で緩やかに

3) 芳香族化合物の呈色反応；キサントプロテイン反応

チロシン，トリプトファンなどの芳香族アミノ酸のベンゼン核が，ニトロ化[*1]されて生じる呈色反応である。ただし，フェニルアラニンは反応しにくい。

[*1] （図）ニトロ化

NO₂

試 薬

濃硝酸（HNO_3）

操 作

[*2] 濃硝酸により生じた白沈は，数分間加熱を続けると黄色になり，さらに加熱を続けると沈殿が溶けて黄色溶液となる。

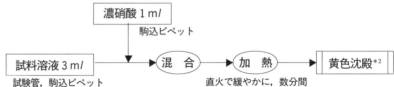

濃硝酸1ml
駒込ピペット

試料溶液3ml
試験管,駒込ピペット → 混 合 → 加 熱 → 黄色沈殿[*2]
直火で緩やかに，数分間

4) インドール核を有する化合物の呈色反応；アダムキーウィッツ（Adamkiewitz）反応（ホープキンス・コール反応）

トリプトファン側鎖のインドール核[*3]と氷酢酸に微量に存在するグリオキシル酸[*4]が，濃硫酸の下で反応して赤紫色に呈色する反応である。

[*3] （図）インドール

N
H

試 薬

① 濃硫酸（H_2SO_4）

② 氷酢酸（CH_3COOH）：グリオキシル酸が混在（0.002％以上）するもの。

[*4] グリオキシル酸
CHO
COOH

操 作

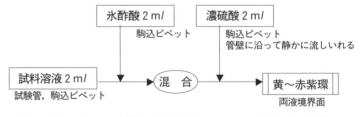

氷酢酸2ml
駒込ピペット

濃硫酸2ml
駒込ピペット
管壁に沿って静かに流しいれる

試料溶液2ml
試験管,駒込ピペット → 混 合 → 黄～赤紫環
両液境界面

5) オキシフェニル基の呈色反応；ミロン（Millon）反応

チロシンはこの反応で陽性であるが，チロシン側鎖のオキシフェニル基[*5]による呈色反応である。

[*5] -O-〈ベンゼン環〉-OH
オキシフェニル基

試 薬

ミロン試薬：水銀20gに濃硝酸40mlを加えて，湯浴上で加熱して

溶解する*1。冷却後，2倍量の水で希釈し，一昼夜置いたものをろ過する。長く放置した場合には，1％亜硝酸ナトリウム（NaNO₂）を数滴加える。

操　作

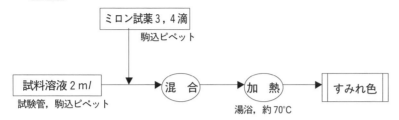

6）　アルカリ性下の硫黄の反応；硫化鉛反応

シス テイン，シスチンなどの含硫アミノ酸はこの反応で陽性である。これらのアミノ酸が，アルカリ条件下で分解して硫黄イオン（S²⁻）を遊離し，硫化鉛（PbS）の黒色沈殿が生じる。ただし，メチオニンのイオウは安定なので反応しない。

試　薬

①　10％酢酸鉛（Pb(CH₃COO)₂）水溶液
②　30％水酸化ナトリウム水溶液

操　作

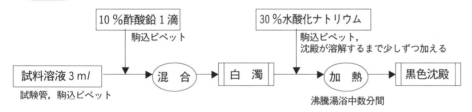

③　沈殿・凝固反応

1）　熱による凝固

多くのたんぱく質は熱変性によって水不溶性となる。

操　作

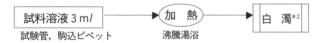

2）　塩類による沈殿

多くのたんぱく質は，塩濃度の高い水溶液中では析出（塩析という）する。

試　薬

塩溶液：硫酸アンモニウム（(NH₄)₂SO₄），または硫酸マグネシウム（MgSO₄），塩化ナトリウム（NaCl）の飽和水溶液。

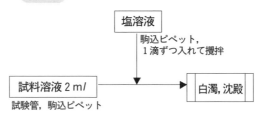

3)　有機溶媒による沈殿

多くのたんぱく質は有機溶媒濃度が高くなると不溶化する。

試　薬

有機溶媒：水可溶性のエタノール（C_2H_5OH），メタノール（CH_3OH），アセトン（CH_3COCH_3）など。

操　作

*1　試料溶液が塩類を含む場合は沈殿しにくい。

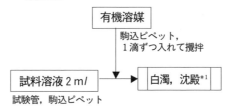

--- たんぱく質の変性について ---

　たんぱく質は，両性電解質である α-アミノ酸がペプチド結合でつながった高分子化合物である。生（native）の状態では水溶性であっても，熱，圧力，攪拌などの物理的処理，酸，金属イオン，アルコール，濃厚塩類などによる化学的処理によって親水性が失われ，凝固・沈殿することが多い。このことをたんぱく質の変性というが，食品の例では以下のようなものがある。

　　　　加熱変性────────ゆで卵

　　　　冷凍による変性────凍り豆腐

　　　　乾燥による変性────干物

　　　　表面（界面）変性────泡立て卵白

　　　　酸による変性──────ヨーグルト

　　　　アルカリによる変性──ピータン

　　　　塩類による変性────苦汁で製造した豆腐

　　　　アルコールによる変性──卵酒

⑷ アミノ酸の分離と同定

実験14 アミノ酸のペーパークロマトグラフィー

　水と任意の割合には混合しない有機溶媒に水を加えると，たがいに少しずつ溶け合う2層に分かれる。これに試料を加えると，その一部は有機溶媒に，他は水に溶けて平衡に達する。この現象を試料の水と有機溶媒に対する分配という。

　ペーパークロマトグラフィーでは，この現象がろ紙上で起こる。ろ紙に水で飽和された有機溶媒（展開剤）が浸ると，ろ紙に水が吸着され，固定相が水に，移動相が有機溶媒となる。試料をろ紙上の一点に付着し，そこに移動相がくると，ろ紙上の水と有機溶媒との間にその試料の分配が起こる。有機溶媒に溶けやすく水に溶けにくい成分は溶媒とともに試料を付着させた点（原点）より遠くに移動し，有機溶媒に溶けにくく水に溶けやすい成分はあまり遠くに移動しない。この分配の程度の差，つまり試料の各成分の固定相と移動相に対する溶解度の差で，各成分を分離することができる。

試　料

0.1％のロイシン，メチオニン，アラニン，リジンの各水溶液。
上記の4種のアミノ酸の0.1％混合水溶液（標準試料）。

展開剤

n-ブタノール：酢酸：水（4:1:2，v/v）

展　開[*1]

展開は密閉器内で行う。市販の展開装置があるが，密閉できるものであれば大型試験管やシリンダーでも良い。

　あらかじめ器内に展開剤を入れ，展開剤の蒸気を満たしてから，試料ならびに標準試料を付着させたろ紙を，下端から1cmはつかるように展開剤中に浸す。展開中にろ紙が器壁につかないようにして一般に30cmは展開する。展開後は，展開剤先端をマークして乾燥し，展開剤を除去する。

*1　展開方法には上昇法と下降法がある。

検出および同定

　0.1％ニンヒドリン・n-ブタノール溶液を噴霧器で噴霧[*2]後，90～100℃で数分間加熱し，発色させる。紫色の斑点の中心をマークして原点からの距離を測り，原点から展開剤先端までの距離で割ってRf値を算出し，標準試料のRf値と比較して物質を同定する。

*2　検出方法には噴霧法のほかに発色液に浸す浸漬法もある。

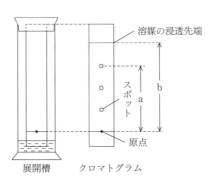

展開槽　　クロマトグラム

アミノ酸のR_f値

アミノ酸	R_f値 n-ブタノール：酢酸：水 （4:1:2）
ロイシン	0.73
メチオニン	0.56
アラニン	0.39
リ　ジ　ン	0.12

3-4　無機質の定性

食品中には生体内と同様に多くの元素が含まれている。その中でもカルシウム，リン，鉄，硫黄などはかなり多量に含まれており，簡単な方法で検出できるので，これら4元素の検出を以下に示す。

1）　カルシウムの検出……試料を灰化して得られた灰を硝酸で溶解し，2価のカルシウムイオンの状態にする。硝酸を蒸発させアルカリを加え，シュウ酸アンモニウム$(NH_4)_2C_2O_4$をカルシウムイオンと反応させてシュウ酸カルシウムCaC_2O_4の白色沈殿の生成によって検出する。

2）　リンの検出……リン酸イオン$PO_4{}^{3-}$があれば，モリブデン酸アンモニウム試薬と反応してリンモリブデン酸アンモニウム$(NH_4)_3[PMo_{12}O_{40}]\cdot 6H_2O$の黄色沈殿が生成する。リン酸イオンが微量であれば溶液が黄色となる。

3）　鉄の検出……試料を灰化して得られた灰を硝酸で処理して，3価の鉄イオンの状態にする。これに，ヘキサシアノ鉄(II)酸カリウム$K_4Fe(CN)_6$を反応させ，濃青色の沈殿または青色コロイド状溶液（ベルリンブルーの生成）を生じさせて検出する。

または，チオシアン酸カリウム（KCNS）によって濃赤血色を呈することによって検出する。

4）　硫黄の検出……アルカリ性で硫黄イオンS^{2-}が存在すれば，酢酸鉛$Pb(CH_3COO)_2$を加えて加熱して硫化鉛PbSの黒色沈殿が生じることによって検出する。

実験15　味付けのり中のカルシウム，リン，鉄の検出

試　薬

① 　濃硝酸

② 　10％アンモニア水

③ 　3.5％シュウ酸アンモニウム水溶液

④ 　モリブデン酸アンモニウム試薬：モリブデン酸アンモニウム$(NH_4)_6Mo_7O_{24}\cdot 4H_2O$の結晶9gを10％アンモニア水10mlに溶かし，これに24gの硝酸アンモニウムNH_4NO_3を加え，かき混ぜながら溶解し，水で薄めて100mlとする。

⑤ 　10％ヘキサシアノ鉄(II)酸カリウム水溶液（黄血塩溶液）

⑥ 　10％チオシアン酸カリウム水溶液（ロダンカリ溶液）

無機質について

食品中の無機質は，人体構成元素を供給するために大変重要な栄養素である。人体を含め生物体の構成元素を生元素と呼ぶが，水や有機物質（炭水化物，脂質，たんぱく質，ビタミン，核酸など）を構成する主な元素であるO（酸素），C（炭素），H（水素），N（窒素）以外の生元素を無機質と呼んでいる。参考として人体の構成元素を下表に示す。

人体構成元素平均組成値(%)

元　　　素	含　量
酸　　　素(O)	65.0
炭　　　素(C)	18.0
水　　　素(H)	10.0
空　　　素(N)	3.0
カルシウム(Ca)	1.5〜2.2
リ　　　ン(P)	0.8〜1.2
カリウム(K)	0.35
硫　　　黄(S)	0.25
ナトリウム(Na)	0.15
塩　　　素(Cl)	0.15
マグネシウム(Mg)	0.05
鉄　　　(Fe)	0.004
マンガン(Mn)	0.0003
銅　　　(Cu)	0.00015
ヨ ウ 素(I)	0.00004
コバルト(Co)	痕跡
亜　　　鉛(Zn)	痕跡
セレン(Se)	痕跡
モリブデン(Mo)	痕跡
フ ッ 素(F)	痕跡

（吉田勉編，『栄養学一生化学的アプローチ』，学文社）

操　作

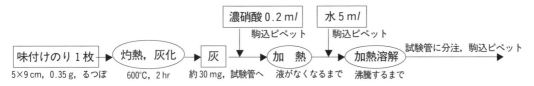

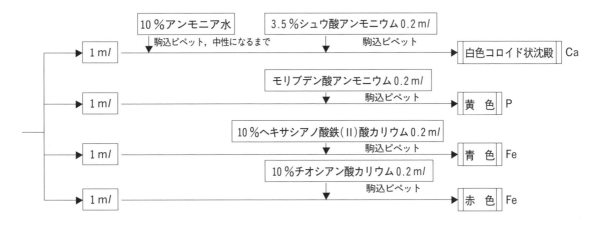

実験 16　卵黄中のリン，硫黄の検出

試　薬

① 濃硝酸

② モリブデン酸アンモニウム試薬（味つけのり参照）

③ 35％水酸化ナトリウム水溶液

④ 19％酢酸鉛水溶液

操　作

リンの検出

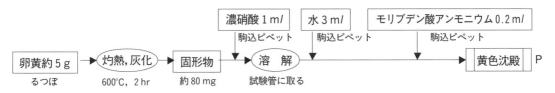

硫黄の検出

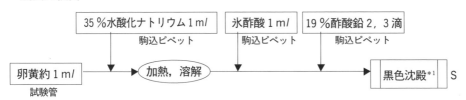

＊1　アルカリ性で黒色沈殿がよくできる。酸性になるに従い，褐色，黄色と色が薄くなる。

3-5 ビタミンの定性

⑴ ビタミン A およびプロビタミン A の検出

カール・プライス反応によりビタミン A およびプロビタミン A が検出できるし，吸光度を測定することにより定量も可能である。

実験17　カール・プライス反応によるビタミン A およびプロビタミン A の検出

試　料

*1　レチノール（ビタミン A）が試料の場合は直接無水三塩化アンチモン（SbCl₃）クロロホルム飽和溶液を滴下する。水分が存在すると呈色を阻害し，発色が不安定となる。

にんじんの凍結乾燥粉末（にんじんを細かく切り，あらかじめ凍結乾燥器で凍結乾燥し，粉砕しておいたもの）*1

試　薬

① 　クロロホルム

② 　無水三塩化アンチモン（SbCl₃）クロロホルム飽和溶液

③ 　無水硫酸ナトリウム

操　作

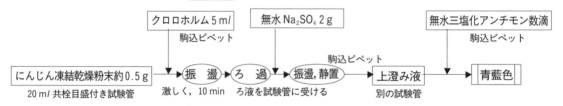

⑵ ビタミン D

試　薬

① 　ビタミン D₃ 溶液：ビタミン D₃（0.1 g）をクロロホルム（25 ml）に溶解する。

*2　ピロガロール

　OH
　　OH
　　　OH

② 　0.1 ％ピロガロール*2溶液：ピロガロール 0.1 g を無水エタノール 100 ml に溶かす。

③ 　10 ％塩化アルミニウム（AlCl₃）溶液：塩化アルミニウム 10 g を無水エタノール 90 ml に溶かす。

操　作

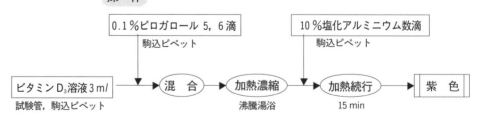

⑶ ビタミンE*1の検出

試 薬

① α-トコフェロール溶液

② 0.2％塩化(Ⅲ)鉄（FeCl₃）溶液

③ 0.5％2,2-ビピリジル・エタノール溶液*2

操 作

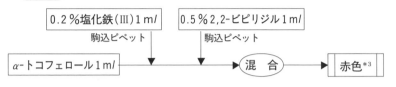

*1 ビタミンEはα, β, γ, δ-トコフェロールがある。

*2 2,2-ビピリジル

*3 α-トコフェロールの量に応じて2価の鉄ができ，2価の鉄が2,2-ビピリジルと赤色化合物を作る。o-フェナントロリンでも同様の現象がおきる。

⑷ ビタミンB₁の検出

ビタミンB₁をアルカリ性で酸化すると蛍光物質のチオクロームになるので，蛍光でビタミンB₁の存在を確認できる。

H₃C $-$ ... NH₂・HCl ... CH₂CH₂OH

$$\xrightarrow[\text{酸化 (}-2\,\text{H)}]{\text{アルカリ性 (}-2\,\text{HCl)}}$$

H₃C $-$ ... CH₂CH₂OH

ピリミジン核　チアゾール核
チアミン塩酸塩

チオクローム

試 薬

① 2 mg％ビタミンB₁

② 30％水酸化ナトリウム水溶液

③ 0.1％フェリシアン化カリウム水溶液

④ n-ブタノール

操 作

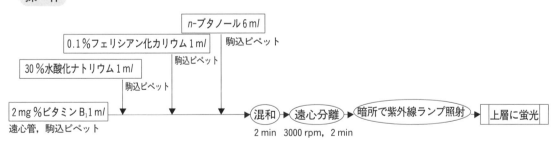

⑤ ビタミン B₂ の検出

ビタミンB_2はイソアロキサジン核（フラビン部）にリビトールが結合した化合物で黄色を呈しているが，還元されると無色のロイコフラビンを生成するので，還元して黄色の退色によりビタミンB_2の存在の確認ができる。

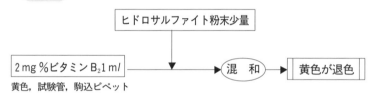

リボフラビン（酸化型　黄色）　　　　　ロイコフラビン（還元型　無色）

イソアロキサジン核　　　　　　　　$R : CH_2OH(CHOH)_3CH_2-$
（フラビン）　　　　　　　　　　　　　　　（D-リビトール）

試　薬

① 2 mg ％ ビタミン B_2 水溶液

② ヒドロサルファイト（$Na_2S_2O_4 \cdot 2H_2O$）

操　作

```
                          ┌─────────────────────────┐
                          │ ヒドロサルファイト粉末少量 │
                          └─────────────────────────┘
                                       │
                                       ↓
┌──────────────────┐                        ┌──────┐      ┌──────────────┐
│ 2 mg ％ ビタミン B₂1 ml │ ───────────────→ │ 混  和 │ ──→ │ 黄色が退色 │
└──────────────────┘                        └──────┘      └──────────────┘
黄色，試験管，駒込ピペット
```

── ビタミンについて ──

　ビタミンとは，動物および人体の栄養を微量で支配し，欠乏すると欠乏症状がでる必須の栄養素で，有機化合物である。いくつかのビタミンにはプロビタミンがあり，体内でビタミンに変化する。また，腸内細菌のはたらきで産生されるものもある。

　脂溶性ビタミンと水溶性ビタミンに分けるのが一般的で，脂溶性ビタミンは A，D，E，K の4種類，水溶性ビタミンは B 群の B_1，B_2，B_6，B_{12}，ナイアシン，葉酸，パントテン酸，ビオチン，そして C の9種類，総計13種類が公的に認められている。

　ビタミンは欠乏症から発見され，脚気を防ぐ B_1，壊血病を防ぐ C，くる病を防ぐ D，ペラグラを防ぐナイアシンは有名である。ビタミンの「ビタ」Vita は，ドイツ語の「生命」という意味である。

4　食品成分の定量実験

　食品成分の定量は食品学実験のなかで重要な位置を占めている。食品のどの成分がどれだけ含まれているかは，その成分を抽出精製する場合に当然知っておくべきことであり，またその食品の栄養価を判断する場合には一般成分の定量は必須の実験となる。どれだけ栄養素を摂取したかいうとは，個々の食品の成分量がわかっていなければ知ることができない。その意味で食品成分の定量法を知っておくことは大切なことであり，その定量法により厳密には何を定量しているのか，ということも熟知する必要がある。

　定量法には様々あるが，ここでは日本食品標準成分表 2020 の作成にあたって用いられた方法を中心に説明していく。

4-1　一般成分の定量

　食品を構成する成分のうち，水分，たんぱく質，脂質，炭水化物，有機酸および灰分を食品の一般成分という。一般成分の測定法を表 4-1 に示す。

* 1　｛可食部 100 g 当たりの各アミノ酸の量×(そのアミノ酸の分子量−18.02)/そのアミノ酸の分子量｝の総量。

* 2　｛可食部 100 g 当たりの各脂肪酸の量×(その脂肪酸の分子量＋12.6826)/その脂肪酸の分子量｝の総量。ただし，未同定脂肪酸は計算に含まない。12.6826 は，脂肪酸をトリアシルグリセロールに換算する際の脂肪酸当たりの式量の増加量〔グリセロールの分子量×1/3−(エステル結合時に失われる) 水の分子量〕。

表 4-1　一般成分の測定法

成　分		測　定　法
水　　分		常圧加熱乾燥法，減圧加熱乾燥法，カールフィッシャー法又は蒸留法。 ただし，アルコール又は酢酸を含む食品は，乾燥減量からアルコール分又は酢酸の質量をそれぞれ差し引いて算出。
た ん ぱ く 質	アミノ酸組成によるたんぱく質	アミノ酸成分表 2020 年版の各アミノ酸量に基づき，アミノ酸の脱水縮合物の量(アミノ酸残基の総量) として算出*1。
	たんぱく質	改良ケルダール法，サリチル酸添加改良ケルダール法又は燃焼法 (改良デュマ法) によって定量した窒素量からカフェイン，テオブロミン及び/あるいは硝酸態窒素に由来する窒素量を差し引いた基準窒素量に，「窒素−たんぱく質換算係数」(表 4-2) を乗じて算出。 食品とその食品において考慮した窒素含有成分は次のとおり：コーヒー，カフェイン；ココア及びチョコレート類，カフェイン及びテオブロミン；野菜類，硝酸態窒素；茶類，カフェイン及び硝酸態窒素。
脂 質	脂肪酸のトリアシルグリセロール当量	脂肪酸成分表 2020 年版の各脂肪酸量をトリアシルグリセロールに換算した量の総和として算出*2。
	コレステロール	けん化後，不けん化物を抽出分離後，水素炎イオン化検出−ガスクロマトグラフ法。
	脂質	溶媒抽出−重量法：ジエチルエーテルによるソックスレー抽出法，酸分解法，液−液抽出法，クロロホルム−メタノール混液抽出法，レーゼ・ゴットリーブ法，酸・アンモニア分解法，ヘキサン−イソプロパノール法又はフォルチ法。

炭水化物	利用可能炭水化物（単糖当量）	炭水化物成分表 2020 年版の各利用可能炭水化物量（でん粉，単糖類，二糖類，80％エタノールに可溶性のマルトデキストリン及びマルトトリオース等のオリゴ糖類）を単糖に換算した量の総和として算出[*1]。 ただし，魚介類，肉類及び卵類の原材料的食品のうち，炭水化物としてアンスロン－硫酸法による全糖の値が収載されているものは，その値を推定値とする。
	利用可能炭水化物（質量計）	炭水化物成分表 2020 年版の各利用可能炭水化物量（でん粉，単糖類，二糖類，80％エタノールに可溶性のマルトデキストリン及びマルトトリオース等のオリゴ糖類）の総和として算出。 ただし，魚介類，肉類及び卵類の原材料的食品のうち，炭水化物としてアンスロン－硫酸法による全糖の値が収載されているものは，その値に 0.9 を乗じた値を推定値とする。
	差引き法による利用可能炭水化物	100 g から，水分，アミノ酸組成によるたんぱく質（この収載値がない場合には，たんぱく質），脂肪酸のトリアシルグリセロール当量として表した脂質（この収載値がない場合には，脂質），食物繊維総量，有機酸，灰分，アルコール，硝酸イオン，ポリフェノール（タンニンを含む），カフェイン，テオブロミン，加熱により発生する二酸化炭素等の合計（g）を差し引いて算出。
	食物繊維総量	酵素－重量法（プロスキー変法又はプロスキー法），又は，酵素－重量法・液体クロマトグラフ法（AOAC. 2011.25 法）。
	糖アルコール	高速液体クロマトグラフ法。
	炭水化物	差引き法。100 g から，水分，たんぱく質，脂質及び灰分の合計（g）を差し引く。硝酸イオン，アルコール，酢酸，ポリフェノール（タンニンを含む），カフェイン又はテオブロミンを多く含む食品や，加熱により二酸化炭素等が多量に発生する食品ではこれらも差し引いて算出。 ただし，魚介類，肉類及び卵類のうち原材料的食品はアンスロン－硝酸法による全糖。
有 機 酸		5 ％過塩素酸水で抽出，高速液体クロマトグラフ法，酵素法。
灰 分		直接灰化法（550℃）。

*1 単糖当量は，でん粉及び 80 ％エタノール可溶性のマルトデキストリンには 1.10 を，マルトトリオース等のオリゴ糖類には 1.07 を，二糖類には 1.05 をそれぞれの成分値に乗じて換算し，それらと単糖類の量を合計したもの。

*2 乾燥温度は普通 105〜110℃であるが，100，130，135℃などの場合もある。

(1) 水分の定量

食品の水分の定量方法には，加熱乾燥法（常圧，減圧，赤外線），蒸留法，カールフィッシャー法，電気的方法，物理的方法があるが，一般に広く用いられているのは常圧加熱乾燥法である。

実験 18　常圧加熱乾燥法による水分の定量

粉末試料を常圧のもと一定温度（105〜110℃）[*2]で加熱乾燥し，乾燥前と後の重量差を水分としてみなす方法である。この方法は次の 3 条件が満たされて成立する。

ⓐ　加熱により試料中の水がすべて揮発する。

ⓑ　試料に水以外の揮発成分が含まれない。

ⓒ　加熱により化学変化を生じない。生じたとしても重量変化を伴わない。

しかし，この条件をすべて満たす食品はほとんどないことから，この方法で得られた水分量は真の水分の近似値である。

1) 秤量皿の重量測定

操 作

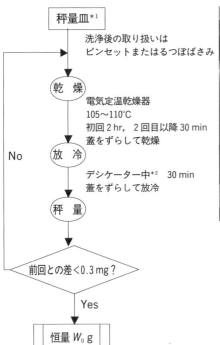

秤量皿*1

　洗浄後の取り扱いは
　ピンセットまたはるつぼばさみ

乾 燥

　電気定温乾燥器
　105〜110℃
　初回 2 hr, 2 回目以降 30 min
　蓋をずらして乾燥

放 冷

　デシケーター中*2　30 min
　蓋をずらして放冷

秤 量

前回との差＜0.3 mg？

No

Yes

恒量 W_0 g

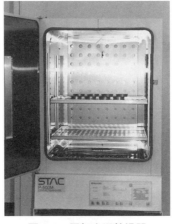

図 4-1　電気定温乾燥器
(80〜150℃の温度範囲で所定温度
の±1℃が調節可能なもの)

＊1　アルミニウム製秤量皿
　　直径 5 cm, 深さ 2.5 cm, 重
　　量約 10 g 程度の蓋付きのも
　　の。
＊2　中板の径が 20〜22 cm の
　　もので, 乾燥剤の青着色シリ
　　カゲルを入れて用いる。蓋と
　　本体のすり合わせ部分にワセ
　　リンを塗り密着させ, 大気中
　　の湿気が入らないようにす
　　る。

2) 試料の水分量測定

操 作

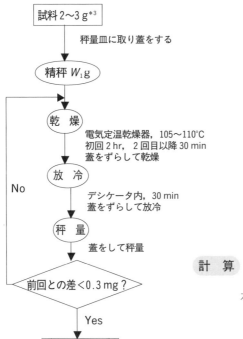

試料 2〜3 g*3

　秤量皿に取り蓋をする

精秤 W_1 g

乾 燥

　電気定温乾燥器, 105〜110℃
　初回 2 hr, 2 回目以降 30 min
　蓋をずらして乾燥

放 冷

　デシケータ内, 30 min
　蓋をずらして放冷

秤 量

　蓋をして秤量

前回との差＜0.3 mg？

No

Yes

恒量 W_2 g

＊3　塊の試料は粉砕する。野
　　菜, 果実, 飯など水分量の多
　　い試料は予備乾燥を要する。
　　また, 練乳, ジャムなど粘質
　　状の試料は, 試料と共にケイ
　　砂 20〜30 g と, 蓋をしたと
　　き秤量皿に斜めに入る長さの
　　ガラス棒を入れ秤量後, 湯浴
　　上でガラス棒を用いて試料が
　　サラサラになるまで予備乾燥
　　する。

計 算

$$水分 [\%] = \frac{W_1 - W_2}{W_1 - W_0} \times 100$$

W_0：恒量とした秤量皿の重量 [g]

W_1：乾燥前の（試料＋秤量皿）の重量 [g]

W_2：乾燥後の（試料＋秤量皿）の重量 [g]

⑵ たんぱく質の定量

　たんぱく質には，炭水化物や脂質に含まれていない窒素元素が必ず含まれている。しかも，窒素含量はたんぱく質の種類が異なっても約16％とほぼ一定であることから，食品のたんぱく質を定量するには，まず食品中の窒素を定量し，それに窒素−たんぱく質換算係数100/16＝6.25（一部の食品は表4-2の係数）を乗じて求める。しかし，食品中にはたんぱく質以外にアミド化合物，プリン塩基，クレアチンなどの窒素化合物も含まれているので，食品中の全窒素％に窒素係数を乗じて得られた値を粗たんぱく質とよんでいる。

表4-2　窒素−たんぱく質換算係数

食品群	食品名	換算係数
1 穀類	アマランサス	5.30
	えんばく	
	オートミール	5.83
	おおむぎ	5.83
	こむぎ	
	玄穀，全粒粉	5.83
	小麦粉，フランスパン，うどん・そうめん類，中華めん類，マカロニ・スパゲッティ類，ふ類，小麦たんぱく，ぎょうざの皮，しゅうまいの皮	5.70
	小麦はいが	5.80
	こめ，こめ製品（赤飯を除く）	5.95
	ライ麦	5.83
4 豆類	だいず，だいず製品（豆腐竹輪を除く）	5.71
5 種実類	アーモンド	5.18
	ブラジルナッツ，らっかせい	5.46
	その他のナッツ類	5.30
	あさ，あまに，えごま，かぼちゃ，けし，ごま，すいか，はす，ひし，ひまわり	5.30
6 野菜類	えだまめ，だいずもやし	5.71
	らっかせい（未熟豆）	5.46
10 魚介類	ふかひれ	5.55
11 肉類	ゼラチン，腱（うし），豚足，軟骨（ぶた，にわとり）	5.55
13 乳類	液状乳類，チーズを含む乳製品，その他（シャーベットを除く）	6.38
14 油脂類	バター類，マーガリン類	6.38
17 調味料及び香辛料類	しょうゆ類，みそ類	5.71
	上記以外の食品	6.25

＊1　FAO：Food Agricultural Organization の略。国連の一機関である食糧農業機構のこと。

　一方FAO＊1は，たんぱく質の好ましい算定法として，個々のアミノ酸残基の総量として求める方法を推奨しており，日本においてもアミノ酸成分表2020の作成にその方法が採用されている。つまり，**アミノ酸組成によるたんぱく質**は，アミノ酸組成に基づいたアミノ酸の脱水縮合物の量，すなわち，アミノ酸残基の総量である。

アミノ酸組成を出すには，アミノ酸分析が必要である。

実験 19　アミノ酸分析

試料たんぱく質の完全加水分解物をイオン交換クロマトグラフィーに供し，分離して溶出してくるアミノ酸にニンヒドリン溶液を加えて加熱し，570 mm（プロリンは 440 nm）の吸光度を測定して定量する。あらかじめアミノ酸混合標準溶液のデータをデータ処理装置に記憶させる必要がある。

試　薬

① アミノ酸混合標準溶液：アミノ酸混合標準液（和光純薬 Type H）を 0.02 mol/l 塩酸で希釈して各アミノ酸濃度が 0.1 μmol/ml となるようにする。

② 12 mol/l 塩酸：アミノ酸自動分析用 36％塩酸を使用する。

③ 2-メルカプトエタノール特級

④ 6 mol/l 塩酸（0.04％（v/v）2-メルカプトエタノール含有）：20％塩酸（精密分析用）500 ml に 2-メルカプトエタノール 0.2 ml を加えて混合する。

⑤ クエン酸ナトリウム緩衝液：日本電子㈱製の H-01，H-02，H-03，H-04

⑥ 3 mol/l 水酸化ナトリウム溶液：水酸化ナトリウム（特級）120 g を水に溶解し，1 l に定容する。

*1　アミノ酸自動分析計
　　日本電子㈱ JLC-500/V や㈱日立製作所 L-8800 が代表的。

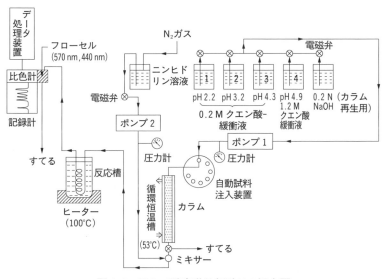

図 4-2　アミノ酸自動分析計*1の概念図
（『生物化子実験のてびき② たんぱく質の分離・分析法』泉基治ら編，化学同人（1990）より）

操 作

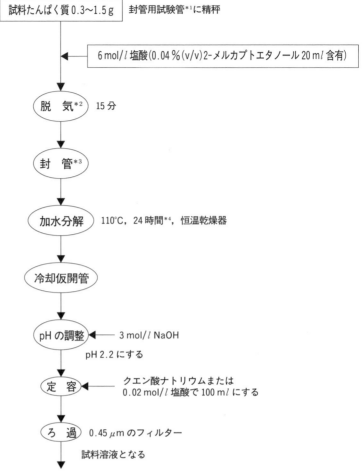

*1 封管用試験管は強化ガラス
でできたものが良い。

試料たんぱく質 0.3〜1.5 g　封管用試験管*1 に精秤

6 mol/l 塩酸(0.04 %(v/v) 2-メルカプトエタノール 20 ml 含有)

*2 真空ポンプで減圧(2.0
kPₐ(15 mmHg)以下)に
する。

脱 気*2　15 分

*3 ガラス細工用バーナーで封
管する。

封 管*3

*4 精確なアミノ酸組成を出す
には 48 時間,72 時間も行な
い,アミノ酸によって 0 時に
外そうとした値を分析値とし
て採用する。

加水分解　110℃,24 時間*4,恒温乾燥器

冷却仮開管

pH の調整　← 3 mol/l NaOH
pH 2.2 にする

定 容　← クエン酸ナトリウムまたは
0.02 mol/l 塩酸で 100 ml にする

ろ 過　0.45 μm のフィルター
試料溶液となる

アミノ酸自動分析計に 20 μl 注入する

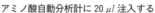

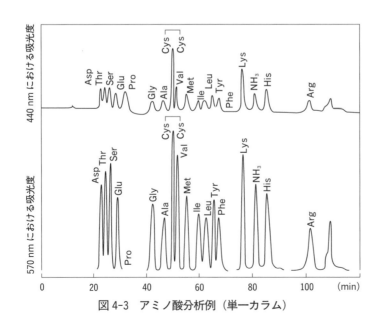

図 4-3　アミノ酸分析例(単一カラム)

装置 : 日立 L-8800
条件 カラム : 0.4×15 cm,温
度 : 53℃,樹脂 : 日立カ
スタム#2619,溶離液 :
0.2 M クエン酸ナトリウ
ム緩衝液 4 段階切換え
試料 各アミノ酸 2.0 nmol(プ
ロリンのみ 4.0 nmol)
プロリンのみ 440 nm に
おける吸光度

計　算

　アミノ酸自動分析計によって得られたクロマトグラムから積分計でピーク面積または高さを求め，以下の式により試料中のアミノ酸含量およびアンモニア含量を計算する。

　アミノ酸含量およびアンモニア含量（g/100 g）

$$= 0.1 \times MW \times \frac{A}{B} \times V \times N \times \frac{10^{-6}}{W} \times 100$$

0.1 ：標準溶液の濃度（μmol/ml）
A　：試験溶液のピーク面積または高さ
B　：標準溶液のピーク面積または高さ
MW：各アミノ酸およびアンモニアの分子量
V　：定容量（ml）
N　：希釈倍数
W　：試料採取量（g）

計算に使用した各アミノ酸およびアンモニアの分子量
　アスパラギン酸 133.1，トレオニン（スレオニン）119.1，セリン 105.1，グルタミン酸 147.1，プロリン 115.1，グリシン 75.1，アラニン 89.1，バリン 117.2，イソロイシン 131.2，ロイシン 131.2，チロシン 181.2，フェニルアラニン 165.2，ヒスチジン 155.2，リシン（リジン）146.2，アルギニン 174.2，アンモニア 17.0

アミノ酸含量からアミノ酸価の算出

　以下に示す「あずき」のアミノ酸組成と算定用評点パターンの数字から，「あずき」の第一制限アミノ酸とアミノ酸価を示せ。計算式をすべて示せ。

あずきの必須アミノ酸組成と算定用評点パターン（1973 年）（食品可食部の全窒素 1 g あたりのアミノ酸 mg）

必須アミノ酸	ヒスチジン	イソロイシン	ロイシン	リジン	メチオニンシスチン	フェニルアラニンチロシン	スレオニン	トリプトファン	バリン
あずき（乾）	190	250	470	450	180	510	220	68	300
算定用評点パターン	－	250	440	340	220	380	250	60	310

$$\text{アミノ酸価} = \frac{\text{食品たんぱく質中の第 1 制限アミノ酸含量（mg/gN）}}{\text{算定用評点パターンの当該アミノ酸量（ng/gN）}} \times 100$$

ヒスチジンは算定用評定パターンの数字が定められてないので除外する。

イソロイシン　　　　　　　$250 \div 250 \times 100 = 100$
ロイシン　　　　　　　　　$470 \div 440 \times 100 \fallingdotseq 107$
リジン　　　　　　　　　　$450 \div 340 \times 100 \fallingdotseq 132$
メチオニン ＋ シスチン　　$180 \div 220 \times 100 \fallingdotseq 82$
フェニルアラニン ＋ チロシン　$510 \div 380 \times 100 \fallingdotseq 134$
スレオニン　　　　　　　　$220 \div 250 \times 100 \fallingdotseq 88$
トリプトファン　　　　　　$68 \div 60 \times 100 \fallingdotseq 113$
バリン　　　　　　　　　　$300 \div 310 \times 100 \fallingdotseq 97$

　一番小さい値がアミノ酸価となり，概当するアミノ酸が第一制限アミノ酸となる。したがって，あずき（乾）の第一制限アミノ酸はメチオニン（メチオニン ＋ シスチンであるがメチオニンで代表させる）であり，アミノ酸価は 82 である。ちなみに第二制限アミノ酸はスレオニンで，第三制限アミノ酸はバリンである。

*1 試料採取量，蒸留法の違い
によってマクロ，セミミク
ロ，ミクロケルダール法があ
る。食品の分析にはマクロ法
を用いることが多い。

実験 20 ケルダール法[*1]

試料に濃硫酸と触媒を加えて加熱すると有機物の分解が始まり，たん
ぱく質中の窒素はアンモニアに変わり，硫酸アンモニウムの形になって
分解液中に捕集される。これに過剰の水酸化ナトリウムを加えて蒸留
し，生じたアンモニアを 4 ％ホウ酸溶液に吸収させると，ホウ酸アンモ
ニウムが生成される。これを硫酸標準溶液で滴定し，窒素量を求める。

試料の分解

$$たんぱく質 + conc.\ H_2SO_4 \longrightarrow (NH_4)_2SO_4 + SO_2\uparrow + CO_2\uparrow$$
$$+ CO\uparrow + H_2O\uparrow$$

アンモニアの遊離と捕集

$$(NH_4)_2SO_4 + 2\,NaOH \longrightarrow 2\,NH_3 + Na_2SO_4 + 2\,H_2O$$
$$NH_3 + H_3BO_3 \longrightarrow (NH_4)H_2BO_3$$

中和滴定

$$2(NH_4)H_2BO_3 + H_2SO_4 \longrightarrow (NH_4)_2SO_4 + 2\,H_3BO_3$$

試 薬

① 分解促進剤：硫酸銅($CuSO_4 \cdot 5\,H_2O$)と硫酸カリウム(K_2SO_4)を
1：9（W/W）の割合で混合し，乳鉢中でよく混和する。

② 12.5 N 水酸化ナトリウム溶液：NaOH 約 500 g を水に溶解して
約 1 l とする。

③ 4 ％ホウ酸溶液：ホウ酸（H_3BO_3）40 g を水 960 ml で加温溶解
する。

④ 0.1 N 硫酸標準液

⑤ 混合指示薬：0.1 ％メチルレッド（MR）と 0.2 ％ブロムクレゾ
ールグリーン（BCG）の 95 ％エタノール溶液を 2：1 で混合する。

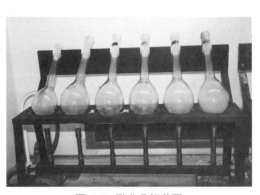

図 4-4　酸化分解装置

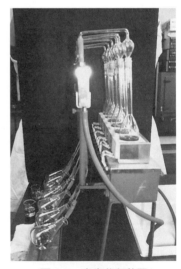

図 4-5　窒素蒸留装置

操　作

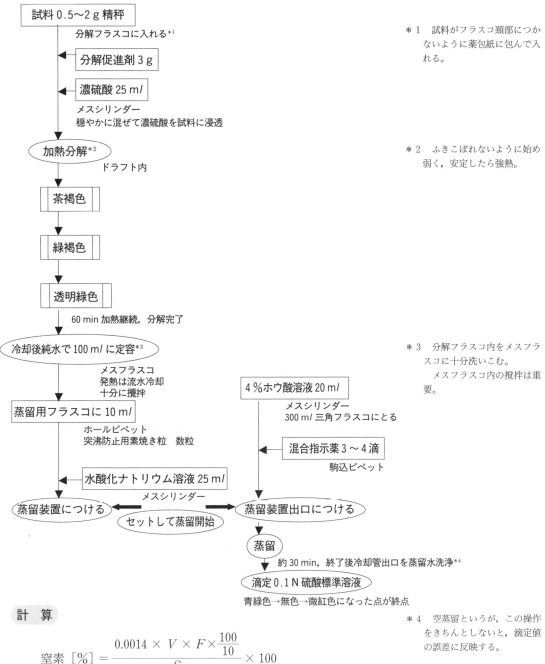

試料 0.5〜2 g 精秤

分解フラスコに入れる*1

分解促進剤 3 g

濃硫酸 25 ml
メスシリンダー
穏やかに混ぜて濃硫酸を試料に浸透

加熱分解*2
ドラフト内

茶褐色

緑褐色

透明緑色
60 min 加熱継続，分解完了

冷却後純水で 100 ml に定容*3
メスフラスコ
発熱は流水冷却
十分に撹拌

蒸留用フラスコに 10 ml
ホールピペット
突沸防止用素焼き粒　数粒

水酸化ナトリウム溶液 25 ml
メスシリンダー

蒸留装置につける

セットして蒸留開始

4 ％ホウ酸溶液 20 ml
メスシリンダー
300 ml 三角フラスコにとる

混合指示薬 3 〜 4 滴
駒込ピペット

蒸留装置出口につける

蒸留
約 30 min，終了後冷却管出口を蒸留水洗浄*4

滴定 0.1 N 硫酸標準溶液
青緑色→無色→微紅色になった点が終点

*1　試料がフラスコ頚部につかないように薬包紙に包んで入れる。

*2　ふきこぼれないように始め弱く，安定したら強熱。

*3　分解フラスコ内をメスフラスコに十分洗いこむ。メスフラスコ内の撹拌は重要。

*4　空蒸留というが，この操作をきちんとしないと，滴定値の誤差に反映する。

計　算

$$窒素 [\%] = \frac{0.0014 \times V \times F \times \frac{100}{10}}{S} \times 100$$

V：本試験に対する 0.1 N 硫酸標準溶液の滴定値 [ml]

F：0.1 N 硫酸標準溶液のファクター

100/10：試料全量/蒸留した試料

S：試料採取量 [g]

0.0014：0.1 N 硫酸標準溶液 1 ml は窒素 0.0014 g に相当

粗たんぱく質 [\%] ＝ 窒素 [\%] × 窒素たんぱく質換算係数

実験 21　ローリー法

　たんぱく質を構成するアミノ酸のうち，チロシン，トリプトファン，システインなどをアルカリ性下で，フェノール試薬を加えて青色に呈色させるとともに，たんぱく質のペプチド結合由来の呈色反応（ビウレット反応）を起こさせる方法である。

　2つの呈色反応を併用したこの方法は，食品中の可溶性たんぱく質や，微量のたんぱく質を比較的簡単に定量することができる。

試薬と試料

① 試料溶液：試料 S［g］を水 V［ml］に溶解してたんぱく質濃度 120 mg/l 以下になるように調製する。試料中のたんぱく質濃度が不明のときは，濃度が異る何点かを調製する。

② たんぱく質標準溶液：牛血清アルブミン，卵白アルブミンなど，市販のたんぱく質標準物質[*1]25 mg を 100 ml に定容（250 mg/l，250 μg/ml）する。さらに，これを下表のように希釈して，検量線用標準溶液とする。

たんぱく質濃度[mg/l]	0	25	50	75	100	125
標準液採取量 [ml]	0	1	2	3	4	5
水　　　　[ml]	10	9	8	7	6	5

③ ローリーA液：無水炭酸ナトリウム（Na_2CO_3）0.2 g を 0.1 N 水酸化ナトリウム溶液 100 ml に溶かす。

④ ローリーB液：硫酸銅（$CuSO_4・5H_2O$）0.5 g を 1％酒石酸カリウム（$K_2C_4H_4O_6$）100 ml に溶かす。使用する時は上澄み液を用いる。

⑤ ローリーC液（アルカリ性銅液）：上記A試薬とB試薬を 50：1 に混合する。使用直前に調製し，1日を経過したものは廃棄する。

⑥ 希釈フェノール試薬：通常は市販の2Nのフェノール試薬を蒸留水で2倍に希釈する。[*2]

[*1] 測定試料に対応または類似のたんぱく質精製品を標準として用いる。

[*2] 使用のつど新調し，緑色がかった色調のものは使用しない。

試料溶液の調製例

　卵白1個分に蒸留水 200 ml を加え，グロブリンが分離し，懸濁するまでよく撹拌する。次いでこの溶液を遠心分離（3000 rpm，10 min）して得られたアルブミンを含んだ上澄み液を 200 ml に定容し，ローリー法の試料溶液とする。

操　作

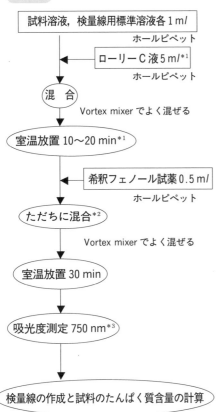

試料溶液，検量線用標準溶液各 1 mℓ
　　　　　　ホールピペット

ローリーC液 5 mℓ*1
　　　　　　ホールピペット

混　合
　　　Vortex mixer でよく混ぜる

室温放置 10〜20 min*1

希釈フェノール試薬 0.5 mℓ
　　　　　　ホールピペット

ただちに混合*2
　　　Vortex mixer でよく混ぜる

室温放置 30 min

吸光度測定 750 nm*3

検量線の作成と試料のたんぱく質含量の計算

*1　C液を加える時間間隔と希
　　釈フェノール試薬を加える時
　　間間隔を一定とし，室温放置
　　時間をそろえる。

*2　混合が遅れたり，不充分で
　　あれば発色度が一定にならな
　　い。

*3　たんぱく質濃度 0［mg/ℓ］
　　をブランクとして，試料およ
　　び検量線用標準溶液の吸光度
　　を測定。

計　算

　検量線から求めた試料溶液のたんぱく質濃度が C［mg/ℓ］であれ
ば，原試料のたんぱく質含量 P［%］は

$$P［\%］= \frac{CV}{S} \times 10^{-4}［\%］$$

ただし，S：試料重量［g］，V：試料を溶解した水の量［mℓ］

── 色素結合法について ──

　分光光度計を用いたたんぱく質定量法には，Lowry 法（フェノール
試薬法）のほか，紫外吸収法，Bradford 法（クーマシーブルー法），ビ
シンコニン酸法（BCA 法）などがある。そのうち，Bradford 法は色素
結合法とも呼ばれ，たんぱく質の染色に用いられるクーマシーブルーと
いう色素が，たんぱく質を結合する際に吸光度が変化するので，その吸
光度の差を分光光度計で測定する。

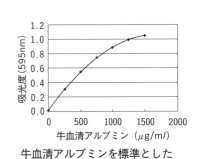

牛血清アルブミンを標準とした
Bradford 法による検量線

(3) 脂質の定量

食品の脂質は，一般に有機溶剤のエーテル，石油エーテルなどで抽出して定量する。しかし，エーテルは，中性脂肪以外の遊離脂肪酸，レシチン，コレステロール，ロウ，色素類も抽出することから，この方法によって定量されたものを粗脂肪またはエーテル抽出物という。

抽出法は対象食品によって若干異なるが，最も一般的なものはソックスレー法である。ソックスレー法は，比較的脂質含有が高く，組織成分と結合した脂質の少ない，粉末あるいは粉砕しやすい食品に適している。また，リン脂質を多く含む食品や水分量の高い食品は，クロロホルムーメタノール混液法を用いる。その他，液体試料についてはレーゼ・ゴットリーブ法，乳および乳製品にはゲルベル法がある。

実験 22　ソックスレー抽出法

粉砕した試料をソックスレー抽出装置を用いてエーテル抽出した後，抽出液からエーテルを留去し，乾燥して得られた残留物を脂質とする。

試薬・その他

① 無水エチルエーテル（$C_2H_5OC_2H_5$）：沸点が 34.5℃ と低いため，揮発しやすく，引火性，爆発性に富む（実験室内の火気厳禁）。

② 円筒ろ紙：東洋ろ紙 No.84。ろ紙の長さは，抽出管のサイホンの高さより 2～3mm 低くなるようにする。

抽出の原理

抽出装置は図のように，A（定量びん），B（抽出管），C（冷却管）がすり合わせで連結される。試料を入れた円筒ろ紙は脱脂綿で栓をして，抽出管にセットする。定量びん中のエーテルが，湯浴加熱によって蒸気になり，側管を通って冷却管に達する。蒸気は凝縮されて，抽出管に落下する。サイホンの高さより上まで溜まると，脂肪を抽出したエーテルはサイホンを通って定量びんに落下する。この繰り返しで脂肪が抽出される。

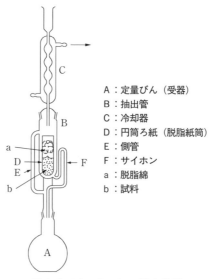

A：定量びん（受器）
B：抽出管
C：冷却器
D：円筒ろ紙（脱脂紙筒）
E：側管
F：サイホン
a：脱脂綿
b：試料

図 4-6　ソックスレー抽出装置

操 作

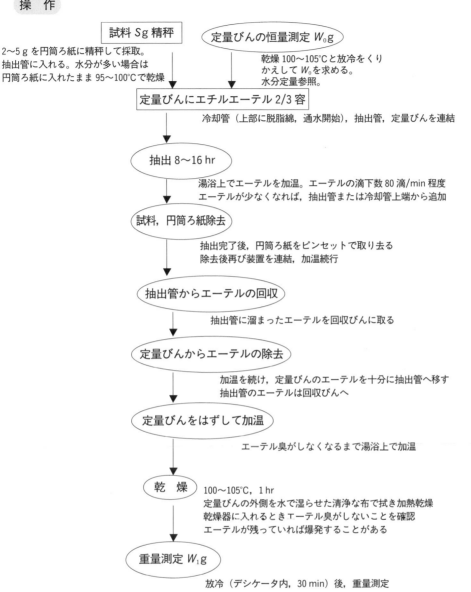

試料 S g 精秤

2～5 g を円筒ろ紙に精秤して採取。
抽出管に入れる。水分が多い場合は
円筒ろ紙に入れたまま 95～100℃で乾燥

定量びんの恒量測定 W_0 g

乾燥 100～105℃と放冷をくり
かえして W_0 を求める。
水分定量参照。

定量びんにエチルエーテル 2/3 容

冷却管（上部に脱脂綿，通水開始），抽出管，定量びんを連結

抽出 8～16 hr

湯浴上でエーテルを加温。エーテルの滴下数 80 滴/min 程度
エーテルが少なくなれば，抽出管または冷却管上端から追加

試料，円筒ろ紙除去

抽出完了後，円筒ろ紙をピンセットで取り去る
除去後再び装置を連結，加温続行

抽出管からエーテルの回収

抽出管に溜まったエーテルを回収びんに取る

定量びんからエーテルの除去

加温を続け，定量びんのエーテルを十分に抽出管へ移す
抽出管のエーテルは回収びんへ

定量びんをはずして加温

エーテル臭がしなくなるまで湯浴上で加温

乾 燥　100～105℃，1 hr
定量びんの外側を水で湿らせた清浄な布で拭き加熱乾燥
乾燥器に入れるときエーテル臭がしないことを確認
エーテルが残っていれば爆発することがある

重量測定 W_1 g

放冷（デシケータ内，30 min）後，重量測定

計 算

$$脂質 [\%] = \frac{W_1 - W_0}{S} \times 100$$

W_0：恒量とした定量びんの重量 [g]

W_1：抽出・乾燥後の（粗脂肪＋定量びん）の重量 [g]

S ：試料採取量 [g]

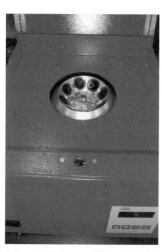

図 4-7　ゲルベル用遠心分離機

*1　ゲルベル法は，乳および乳製品の成分規格等に関する省令に規定されている。
　　市乳の成分規格では，乳脂肪分 3.0 % 以上である。

実験 22　ゲルベル法による牛乳の脂肪含有量の測定[*1]

乳脂肪計中で硫酸により遊離させた脂肪を遠心分離して，目盛り管中に集め，その脂肪層を測り脂肪量を読む。

試　薬

①　硫酸：15℃で比重 1.82〜1.825 のもの。

②　アミルアルコール：あらかじめ 2 ml に水 11 ml を加え，1 夜静置し，油状物の分離を認めないもの。

操　作

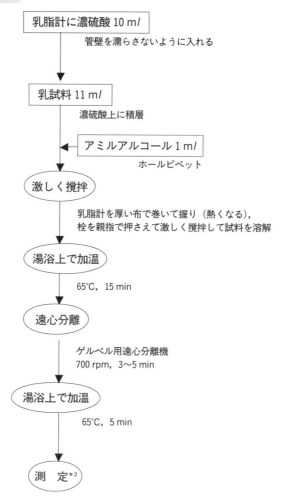

乳脂計に濃硫酸 10 ml
　　管壁を濡らさないように入れる
↓
乳試料 11 ml
　　濃硫酸上に積層
↓←　アミルアルコール 1 ml
　　　ホールピペット
↓
激しく撹拌
　　乳脂計を厚い布で巻いて握り（熱くなる），
　　栓を親指で押さえて激しく撹拌して試料を溶解
↓
湯浴上で加温
　　65℃，15 min
↓
遠心分離
　　ゲルベル用遠心分離機
　　700 rpm，3〜5 min
↓
湯浴上で加温
　　65℃，5 min
↓
測　定[*2]

*2　温度が一定になったら，すばやく引き上げ，デバイダーで脂肪層の下底と上部メニスカスの底部との目盛りを測り，脂肪含量を読む。
　　乳脂肪計の目盛りは，8 % が 1 ml に相当し，1 % 目盛りが 0.125 ml になるようにつくられている。

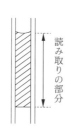

読み取りの部分

図 4-8　脂肪層の読み取り方

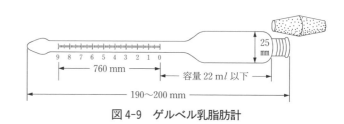

9 8 7 6 5 4 3 2 1 0
760 mm
25 mm
容量 22 ml 以下
190〜200 mm

図 4-9　ゲルベル乳脂肪計

乳脂肪を含む場合には脂肪酸をプロピルエステル化するが，一般には対象とする脂肪酸がC_{10}〜C_{24}であり，メチルエステル化してからガスクロマトグラフで定量する。一般の場合を以下に示す。なお，脂肪酸定量のための脂質の抽出はクロロホルム・メタノール混液抽出法，酸分解法，液-液抽出法のいずれかを用いる。

実験 24　GC 法による脂肪酸組成の決定

試　薬

① ヘプタデカン酸（内部標準用，純度 99 ％以上）

② 三フッ化ホウ素・メタノール試薬（濃度約 14 ％，ガスクロ用）

③ n-ヘキサン

④ ジエチルエーテル・n-ヘキサン混液（2：98，V/V）

⑤ 飽和食塩水

⑥ 無水硫酸ナトリウム

⑦ 0.5 N 水酸化ナトリウム・メタノール溶液：水酸化ナトリウム 2 g をメタノール 100 ml に溶解する。

⑧ カラム：シリカゲルを n-ヘキサンにけん濁してカラムに充填しておく。

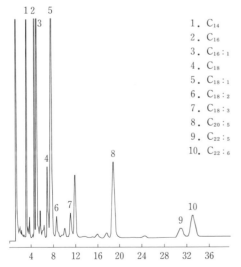

1. C_{14}
2. C_{16}
3. $C_{16:1}$
4. C_{18}
5. $C_{18:1}$
6. $C_{18:2}$
7. $C_{18:3}$
8. $C_{20:5}$
9. $C_{22:5}$
10. $C_{22:6}$

図 4-10　脂肪酸メチルエステル標準試料例（ハマチ）
（GC/LC 総合カタログ（島津 GLC センター）より転載）

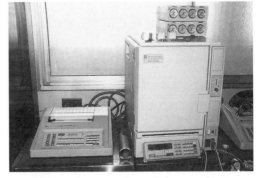

図 4-11　ガスクロマトグラフシステム

操　作

脂肪酸の GC

エステル化

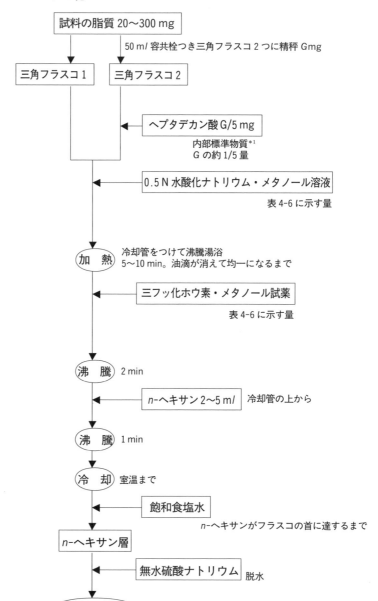

試料の脂質 20～300 mg

→ 50 ml 容共栓つき三角フラスコ 2 つに精秤 Gmg

三角フラスコ 1　　三角フラスコ 2

← ヘプタデカン酸 G/5 mg
内部標準物質*1
G の約 1/5 量

← 0.5 N 水酸化ナトリウム・メタノール溶液
表 4-6 に示す量

加熱　冷却管をつけて沸騰湯浴
5～10 min。油滴が消えて均一になるまで

← 三フッ化ホウ素・メタノール試薬
表 4-6 に示す量

沸騰　2 min

← n-ヘキサン 2～5 ml　冷却管の上から

沸騰　1 min

冷却　室温まで

← 飽和食塩水
n-ヘキサンがフラスコの首に達するまで

n-ヘキサン層

← 無水硫酸ナトリウム　脱水

カラム*2 に乗せる

*1　内部標準物質
　　脂肪酸の定量の場合，天然に存在しないヘプタデカン酸を用いるのが一般的である。

*2　カラム
　　Sep-Pak シリカカートリッジで良い。あらかじめ n-ヘキサンで平衡化しておく。

表 4-3　脂質量と試薬使用量

脂質量（mg）	0.5 mol/l 水酸化ナトリウムメタノール溶液（ml）	三フッ化ホウ素メタノール試薬（ml）
20～100	2	2.5
100～250	4	5.0
250～500	6	7.0

カラムクロマトと GC

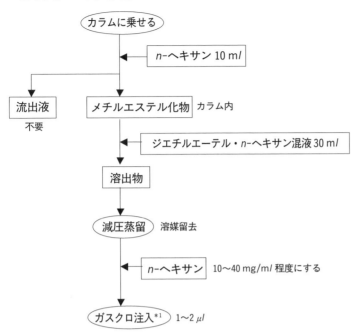

```
┌─────────────┐
│ カラムに乗せる │
└─────────────┘
         ↑── │ n-ヘキサン 10 ml │
┌──────┐   ┌──────────────┐
│ 流出液 │   │ メチルエステル化物 │ カラム内
└──────┘   └──────────────┘
  不要
         ↑── │ ジエチルエーテル・n-ヘキサン混液 30 ml │
       ┌──────┐
       │ 溶出物 │
       └──────┘
       ┌──────────┐
       │ 減圧蒸留 │ 溶媒留去
       └──────────┘
         ↑── │ n-ヘキサン │ 10～40 mg/ml 程度にする
       ┌─────────────┐
       │ ガスクロ注入*1 │ 1～2 μl
       └─────────────┘
```

*1 ガスクロマトグラフの操作
   条件例
   カラム：Shinchrom E 71
     5 % Shimalite（信和化工）
     （3 mmϕ×2 m）
   温度：注入口および検出器
     260℃，カラム 230℃
   流量：40 ml/min（窒素）

計 算

① 脂質中の各脂肪酸含量[mg/g] $= \dfrac{A \times E \times F}{(A \times D - B \times C) \times G} \times 100$

　　　A：内部標準物質無添加におけるパルミチン酸の面積

　　　B：　　　〃　　　　　における内部標準物質の保持時間に
　　　　　一致するピーク面積

　　　C：内部標準物質添加におけるパルミチン酸の面積

　　　D：　　　〃　　　　　における内部標準物質の面積

　　　E：　　　〃　　　　　における定量すべき脂肪酸の面積

　　　F：内部標準物質添加量［mg］

　　　G：脂質採取量［mg］

② 脂質中の総脂肪酸含量［mg/g］＝各脂肪酸含量［mg/g］の総和

③ 脂肪酸組成［%］$= \dfrac{\text{各脂肪酸含量［mg/g］}}{\text{総脂肪酸含量［mg/g］}} \times 100$

試料が油脂であれば，脂肪酸組成から油脂の平均分子量がわかり，ケン化価とヨウ素価も算出できる（121，123 頁）。

例えば，大豆油の脂肪酸組成が以下のようであり，すべてトリグリセリドであると仮定すると，脂肪酸の平均分子量が278.2，油脂の平均分子量は872.6，ケン化価192，ヨウ素価131と算出できる。

脂肪酸	$C_{16:0}$	$C_{18:0}$	$C_{18:1}$	$C_{18:2}$	$C_{18:3}$
分子量	256	284	282	280	278
組成（%）	10	5	25	55	5

コレステロールの定量の場合

操作は脂肪酸の場合と同様に行うが，内部標準物質としては，5-α-コレスタンを用いる。

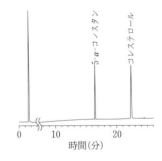

コレステロール標準試料の GC
（『先端の分析法』，NTS 社を参考にした）

カラム：SUPELCO SPB-1
（0.25 mm i.d.×30 m, 0.25 μm）
流量：1.4 ml/min（一定流量）
検出器：FID（300℃）
流入口：300℃ スプリット比：
30：1 注入量：1 μl
オーブン：200℃（1 分），5℃/分，
260℃（17 分）
コレステロール 100 ppm,
5-α-コレスタン 60 ppm

⑷ 炭水化物の定量

炭水化物は単糖類，少糖類，多糖類と種類が多いうえに，それらの定量の精度は低く，炭水化物を直接定量する良い方法がない。よって，日本食品標準成分表 2020（八訂）の炭水化物量は，食品中の水分，たんぱく質，脂質，灰分の含有量（%）の和を 100 % から引いた値，いわゆる「差し引きの炭水化物」で表す。炭水化物は従来の糖質と繊維に分けていたが，繊維の量を示しても栄養的に意味がないということで，栄養価計算において簡便なように，繊維の項目を廃止して糖質を含めて炭水化物としている。

ここでは，還元糖の定量法として一般的なベルトラン法およびソモギー変法と，全糖の定量であるアンスロン硫酸法について記す。

実験 25　ベルトラン法による還元糖の定量

還元糖は，アルカリ性条件下で重金属塩と煮沸すると，重金属を定量的に還元する。この還元された重金属を定量し糖質を算出する。

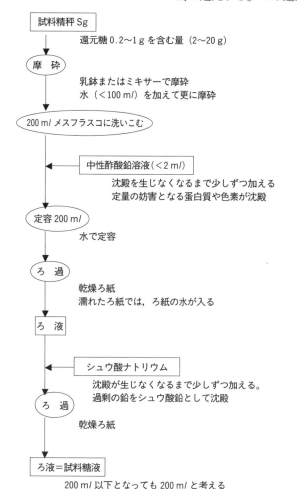

試料精秤 Sg
還元糖 0.2～1 g を含む量（2～20 g）

摩砕
乳鉢またはミキサーで摩砕
水（＜100 ml）を加えて更に摩砕

200 ml メスフラスコに洗いこむ

中性酢酸鉛溶液（＜2 ml）
沈殿を生じなくなるまで少しずつ加える
定量の妨害となる蛋白質や色素が沈殿

定容 200 ml
水で定容

ろ 過
乾燥ろ紙
濡れたろ紙では，ろ紙の水が入る

ろ 液

シュウ酸ナトリウム
沈殿が生じなくなるまで少しずつ加える。
過剰の鉛をシュウ酸鉛として沈殿

ろ 過
乾燥ろ紙

ろ液＝試料糖液
200 ml 以下となっても 200 ml と考える

試薬と試料

① ベルトラン A 液：硫酸銅（$CuSO_4 \cdot 5 H_2O$）40 g を水に溶かして 1 l とする。

② ベルトラン B 液：酒石酸カリウムナトリウム（$KNaC_4H_4O_6 \cdot 4 H_2O$）200 g と水酸化ナトリウム 150 g を水に溶かして 1 l とする。

③ ベルトラン C 液：硫酸第二鉄（$Fe_2(SO_4)_3 \cdot nH_2O$，$n<1$）50 g を水 500 ml に溶かし，これに濃硫酸 110 ml を少しずつ加え，放冷後，1 l とする。

④ 過マンガン酸カリウム溶液：特級 $KMnO_4$ 5 g を水に溶かして 1 l とし，1～2 日暗所に放置後，ガラスフィルター（3 G-3）でろ過して，褐色びんに保存する。使用時ごとにシュウ酸溶液で標定する。

⑤ 中性酢酸鉛溶液：$Pb(CH_3COO)_2 \cdot 3 H_2O$ 45 g を水 100 ml に溶かす。

⑥ 無水シュウ酸ナトリウム（$Na_2C_2O_4$）

⑦ 試料糖液：右のフローチャートに従って調製する。

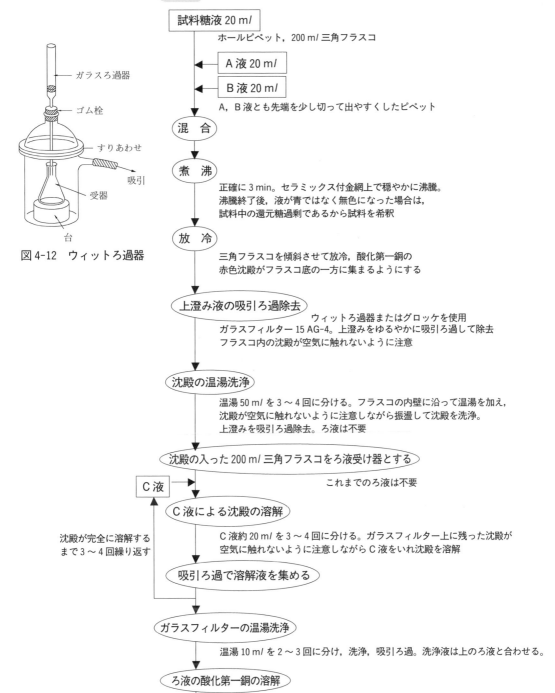

操　作

試料糖液 20 ml
　ホールピペット，200 ml 三角フラスコ

A 液 20 ml
B 液 20 ml
　A，B 液とも先端を少し切って出やすくしたピペット

混　合

煮　沸
　正確に 3 min。セラミックス付金網上で穏やかに沸騰。
　沸騰終了後，液が青ではなく無色になった場合は，
　試料中の還元糖過剰であるから試料を希釈

放　冷
　三角フラスコを傾斜させて放冷，酸化第一銅の
　赤色沈殿がフラスコ底の一方に集まるようにする

図 4-12　ウィットろ過器

上澄み液の吸引ろ過除去
　ウィットろ過器またはグロッケを使用
　ガラスフィルター 15 AG-4。上澄みをゆるやかに吸引ろ過して除去
　フラスコ内の沈殿が空気に触れないように注意

沈殿の温湯洗浄
　温湯 50 ml を 3～4 回に分ける。フラスコの内壁に沿って温湯を加え，
　沈殿が空気に触れないように注意しながら振盪して沈殿を洗浄。
　上澄みを吸引ろ過除去。ろ液は不要

沈殿の入った 200 ml 三角フラスコをろ液受け器とする
　これまでのろ液は不要

C 液

C 液による沈殿の溶解
　C 液約 20 ml を 3～4 回に分ける。ガラスフィルター上に残った沈殿が
　空気に触れないように注意しながら C 液をいれ沈殿を溶解

沈殿が完全に溶解する
まで 3～4 回繰り返す

吸引ろ過で溶解液を集める

ガラスフィルターの温湯洗浄
　温湯 10 ml を 2～3 回に分け，洗浄，吸引ろ過。洗浄液は上のろ液と合わせる。

ろ液の酸化第一銅の溶解
　三角フラスコを振盪して沈殿を完全溶解

過マンガン酸カリウム溶液で滴定
　褐色ビュレットで滴定
　微紅色になった点が終点

計算法

1) 糖液 20 ml 中の還元糖に相当する銅量を次式より求める。

$$銅重量 [mg] = V \times F \times A$$

V：過マンガン酸カリウム溶液の滴定値 [ml]

F：過マンガン酸カリウム溶液のファクター

A：過マンガン酸カリウム 1 ml に相当する銅量[*1] [mg]

2) 銅量から，ベルトラン糖類定量表（付録 2）より糖液 20 ml 中の還元糖量を求める[*2]。

たとえば，銅量が 39.10 mg であった場合，還元糖量はブドウ糖とすると，19 mg と 20 mg の間であり，次式のような比例計算で求められる。

$$19\,mg + \frac{39.10 - 38.1}{40.1 - 38.1} = 19.50\,mg$$

3) ベルトラン糖類定量表（付録 2）から求めた糖量に希釈倍数を乗じて試料中の還元糖量を求める。

$$還元糖 [\%] = B \times \frac{200}{20} \times \frac{1}{S} \times \frac{100}{1000}$$

B：ベルトラン糖類定量表から求めた糖量 [mg]

200：調製した試料溶液量 [ml]

S：試料秤取量 [g]

*1　KMnO₄ 1 ml に相当する銅量

Cu [mg]

$= \dfrac{シュウ酸ナトリウムの秤量値 \times 63.6 \times 2}{134.01 \times 過マンガン酸カリウム滴定値}$

あらかじめシュウ酸ナトリウムで A を求めておかねばならない。

*2　銅量に一致する値が表に無い場合は，その銅量の大小両側の数値から，比例計算により求める。

ベルトラン法の原理

ベルトラン法の原理は以下の 3 つの反応式で説明できる。いずれも酸化還元反応式である。

a) 沈殿(酸化銅(Ⅰ))の生成

$$2\,Cu(OH)_2 + R\text{-}CHO = Cu_2O \downarrow + R\text{-}COOH + 2\,H_2O$$

フェーリング溶液　　　還元糖　　　酸化銅(Ⅰ)

b) 沈殿の溶解

$$Cu_2O + Fe_2(SO_4)_3 + H_2SO_4 = 2\,CuSO_4 + 2\,FeSO_4 + H_2O$$

酸化銅(Ⅰ)　　　硫酸鉄(Ⅲ)　　　　　　　　　　　　　　硫酸鉄(Ⅱ)

c) 過マンガン酸カリウム溶液による滴定

$$10\,FeSO_4 + 2\,KMnO_4 + 8\,H_2SO_4$$
$$= 5\,Fe_2(SO_4)_3 + 2\,MnSO_4 + K_2SO_4 + 8\,H_2O$$

実際の還元反応は化学量論的には進行しない。a)式の反応の他に，炭素数の異なる酸化生成物ができることが知られている。したがってこの方法による還元糖は，滴定に要した過マンガン酸カリウムと当量にあたる銅量をもとに，ベルトラン糖類定量表（付録 2）から求められる。

実験 26　ソモギー変法による還元糖の定量

試薬と試料

①　銅塩溶液：酒石酸カリウムナトリウム四水和物 90 g とリン酸三ナトリウム 12 水和物 225 g を水 700 ml に加熱溶解した後，硫酸銅五水和物 30 g を 100 ml の水に溶解したものを少量ずつ攪拌しながら添加する。ヨウ素酸カリウム 3.5 g を少量の水に溶かして加え，水で 1 l にメスアップする。

②　カリウム塩溶液：シュウ酸カリウム 90 g とヨウ化カリウム 40 g を水に溶解し，1 l にメスアップする（一週間以内に使用）。

③　1 M　硫酸

④　1 ％でんぷん溶液

⑤　試料糖溶液

⑥　標準試料：グルコース 1.000 g を水に溶かし 1 l にメスアップする。

操　作

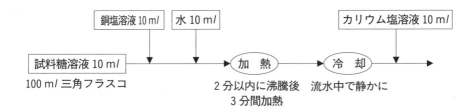

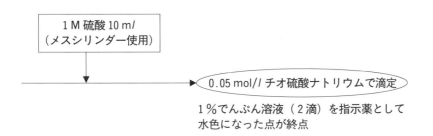

計算法

還元糖標準液（ここではグルコースを使用）のデータから回帰直線（検量線）を作成し，回帰式を求める。回帰式に試料のデータを代入し，還元糖の濃度（グルコース換算量）を算出する。

実験 27　アンスロン–硫酸法による全糖の定量

　魚介類，肉類および卵類のうち原材料的食品の炭水化物は，アンスロン–硝酸法による全糖として定量する。

試薬と試料

①　アンスロン*試薬：アンスロン 200 mg を氷冷 75 % 硫酸 100 ml に溶かす。

②　試料糖溶液

③　標準試料：グルコース 1.000 g を水に溶かし 1 l にメスアップする。

操　作

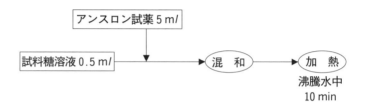

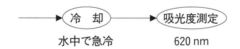

計算法

　糖標準液（ここではグルコースを使用）のデータから回帰直線（検量線）を作成し，回帰式を求める。回帰式に試料のデータを代入し，糖濃度（グルコース換算量）を算出する。

　食物繊維は近年その生理作用が重要視され，食品中の含量が測定されるようになった。方法は酵素重量法の１つであるプロスキー変法であり，水溶性食物繊維（SDF）と不溶性食物繊維（IDF）の量が定量され，その総和が総食物繊維量（TDF）である[*1]。

実験 28　プロスキー変法による食物繊維の定量

装置および器具

① 500 ml 容トールビーカー

② るつぼ型ガラスろ過器（PYREX 2 G-2）：あらかじめケイソウ土を入れ，水と 78 ％（V/V）エタノールで洗浄して，加熱乾燥後デシケーターで放冷し，恒量になるまで繰り返しておく[*2]。

③ ろ過装置

④ 振盪恒温槽

⑤ 電気定温乾燥器

⑥ 電気炉

⑦ デシケーター

試　薬

① 95 ％（V/V）エタノール

② 78 ％（V/V）エタノール：95 ％（V/V）エタノール 800 ml に水 200 ml を加える。

③ アセトン（特級）

④ 0.08 M リン酸緩衝液（pH 6.0）：リン酸水素二ナトリウム 1.40 g とリン酸二水素ナトリウム一水和物 9.68 g を水に溶かし，pH 6.0 に調整し 1 l とする。

⑤ 耐熱性 α-アミラーゼ：Novo 社製，termamyl 120 L

⑥ プロテアーゼ：Sigma 社製の P-3910 または P-5380 を 0.08 M リン酸緩衝液に 50 mg/ml の濃度に溶かす。使用時に調製する。

⑦ アミログルコシダーゼ：Sigma 社製，A-9913

⑧ 0.275 N 水酸化ナトリウム水溶液：水酸化ナトリウム 11.00 g を水に溶かして 1 l とする。

⑨ 0.325 N 塩酸溶液：濃塩酸（約 11.6 N）28 ml に水を加えて 1 l とする。

⑩ ケイソウ土（セライト 545）

操　作

32 メッシュ（0.50 mm）以下に粉砕した試料約 1 g を 2 つ精秤し（W_1，W_2），おのおの 500 ml 容トールビーカーに入れる。両者の誤差は 20 mg 以内とする。空試験（B_1，B_2）も同様の操作を行う。

[*1]　プロスキー変法で定量される IDF および TDF にはレジスタントスターチ（RS）も含まれる。
　　 RS を除きたい場合には，試料にジメチルスルホキシド 10 ml を加えて沸騰水溶中で 1 時間加熱処理後，0.08 M リン酸緩衝液（pH 6.0）40 ml を加え，以下同様の操作をすると良い。
　　　SDF：Soluble　Dietary Fiber
　　　IDF：Insoluble　Dietary Fiber
　　　TDF：Total　Dietary Fiber

[*2]　ケイソウ土の微粒子の一部がガラスろ過器の目を通過する場合があるから注意が必要である。
　　 それを防ぐには，ケイソウ土をガラスろ過器に薄くひいて数回水洗し，78 ％（v/v）エタノールでろ液の濁りがなくなるまで繰り返し洗浄する。次いで 95 ％（v/v）エタノールで洗浄後，130℃で 1 時間乾燥して約 1 時間放冷し，恒量になるまで繰り返す。

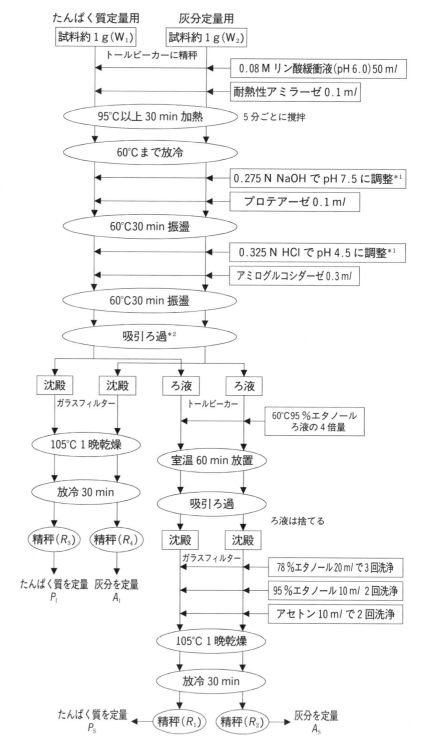

たんぱく質定量用
試料約 1 g (W₁)

灰分定量用
試料約 1 g (W₂)

トールビーカーに精秤

0.08 M リン酸緩衝液 (pH 6.0) 50 ml

耐熱性アミラーゼ 0.1 ml

95℃以上 30 min 加熱　5分ごとに撹拌

60℃まで放冷

0.275 N NaOH で pH 7.5 に調整[*1]

プロテアーゼ 0.1 ml

60℃ 30 min 振盪

0.325 N HCl で pH 4.5 に調整[*1]

アミログルコシダーゼ 0.3 ml

60℃ 30 min 振盪

吸引ろ過[*2]

沈殿　沈殿　ろ液　ろ液

ガラスフィルター

105℃ 1 晩乾燥

放冷 30 min

精秤 (R₃)　精秤 (R₄)

たんぱく質を定量　灰分を定量
P_I　　　A_I

トールビーカー

60℃ 95 % エタノール
ろ液の 4 倍量

室温 60 min 放置

吸引ろ過　ろ液は捨てる

沈殿　沈殿

ガラスフィルター

78 % エタノール 20 ml で 3 回洗浄

95 % エタノール 10 ml 2 回洗浄

アセトン 10 ml で 2 回洗浄

105℃ 1 晩乾燥

放冷 30 min

たんぱく質を定量　精秤 (R₁)　精秤 (R₂)　灰分を定量
P_S　　　　　　　　　　　　　　　A_S

*1　和光純薬で販売されている市販のキットを使えば，pH の調整を省いて，30分でプロテアーゼとアミログルコシダーゼの処理ができる。

*2　ろ液に水溶性食物繊維 (SDF) が，沈殿に不溶性食物繊維 (IDF) が含まれる。

計 算

総食物繊維量 (TDF)

= 水溶性食物繊維量 (SDF) + 不溶性食物繊維量 (IDF)

$$\mathrm{SDF} = \frac{[\{(R_1 + R_2)/2\} - P_s - A_s] - [\{(B_1 + B_2)/2\} - P_{B_1} - A_{B_2}]}{(W_1 + W_2)/2} \times 100$$

$$\mathrm{IDF} = \frac{[\{(R_3 + R_4)/2\} - P_I - A_I] - [\{(B_3 + B_4)/2\} - P_{B_3} - A_{B_4}]}{(W_1 + W_2)/2} \times 100$$

⑸　灰分の定量

　食品の一般成分である灰分とは，食品をある一定温度で灼熱灰化して残った灰の量をいい，食品中の無機質の総量と考えられている。しかし，灰化する際，無機質の一部である塩素が揮散する場合や，有機質由来の炭酸塩が残る場合もあり，実際には値が変動する。このため，食品中の無機質総量を正確に表すものではなく，粗灰分ともいわれる。

実験 29　直接灰化法

　恒量を求めたるつぼに試料を入れ，試料中の有機物を550〜600℃で燃焼して除去し，残った全無機質重量を灰分とする。

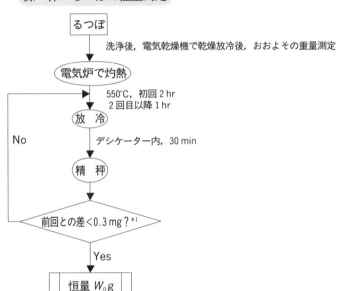

操　作　るつぼの恒量測定

　るつぼ
　　洗浄後，電気乾燥機で乾燥放冷後，おおよその重量測定
　電気炉で灼熱
　　550℃，初回 2 hr
　　2 回目以降 1 hr
　放　冷
　　デシケーター内，30 min
　精　秤
　前回との差<0.3 mg？[*1]　　No
　　　Yes
　恒量 W_0 g

＊1　何度も使用したるつぼなら一回の測定で恒量としてもよい。

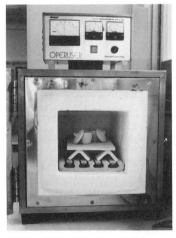

図 4-13　電気マッフル炉
温度指示計付きので，550〜600℃±10℃に調整できるもの。

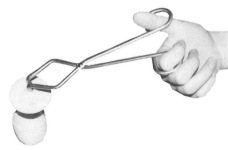

図 4-14　るつぼばさみ
重量分析で目方を量る器具をはさんで取り扱うもの。

操　作　灰分の測定

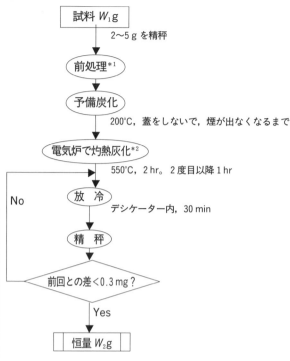

```
            試料 W₁g
                │  2〜5 g を精秤
                ▼
            前処理*¹
                │
                ▼
            予備炭化
                │  200℃, 蓋をしないで, 煙が出なくなるまで
                ▼
       電気炉で灼熱灰化*²
                │  550℃, 2 hr。2 度目以降 1 hr
    No          ▼
     ┌──────  放　冷
     │          │  デシケーター内, 30 min
     │          ▼
     │        精　秤
     │          │
     │          ▼
     │   前回との差＜0.3 mg？
     │          │ Yes
     │          ▼
     │       恒量 W₂g
```

*1　水分の多いもの（果実, 野菜）は予備乾燥
　　液体試料は湯浴上で蒸発乾固
　　砂糖, 卵白など発砲して膨れるものは弱火で下焼き
　　油脂類はあらかじめ燃やしておく。

*2　一般に灰白色になる。特殊な無機質が多いと特有の色, たとえば鉄で褐色を帯びる。

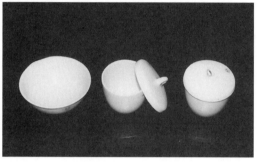

図 4-15　灰化容器

25 ml 容程度の蓋付き磁製ルツボ, または口径 6 cm 程度の磁製蒸発皿を用いる。

計　算

$$粗灰分 [\%] = \frac{W_2 - W_0}{W_1 - W_0} \times 100$$

W_0：恒量としたるつぼの重量 [g]

W_1：灰化前（試料＋るつぼ）の重量 [g]

W_2：灰化後（試料＋るつぼ）の重量 [g]

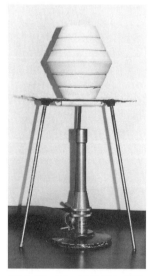

図 4-16　マッフル炉とガスバーナー

―― ガスバーナーによる灰化 ――

　ガスバーナーで試料の灰化を行う場合は, 図 4-12 のように三脚に三角架をセットして, その上にるつぼを入れたマッフル炉を乗せる。るつぼの底には酸化炎をあて, るつぼの底が暗赤色になるようガスバーナーの炎を調節する。

　デシケーター内で放冷する前に, スレート板上で, いったん放冷する。

4-2　無機質の定量

「日本食品標準成分表 2020」に記載されている無機質の測定法の概要を表 4-4 に示す。

表 4-4　無機質の測定法

成分	試料調製法	測定法
ナトリウム	希酸抽出法又は乾式灰化法	原子吸光光度法又は誘導結合プラズマ発光分析法
カリウム	希酸抽出法又は乾式灰化法	原子吸光光度法，誘導結合プラズマ発光分析法又は誘導結合プラズマ質量分析法
鉄	乾式灰化法	原子吸光光度法，誘導結合プラズマ発光分析法，誘導結合プラズマ質量分析法又は 1,10-フェナントロリン吸光光度法
亜鉛	乾式灰化法	原子吸光光度法，キレート抽出-原始吸光光度法，誘導結合プラズマ発光分析法又は誘導結合プラズマ質量分析法
マンガン	乾式灰化法	原子吸光光度法，キレート抽出-原始吸光光度法又は誘導結合プラズマ発光分析法
銅	乾式灰化法又は湿式分解法	原子吸光光度法，キレート抽出-原始吸光光度法，誘導結合プラズマ発光分析法又は誘導結合プラズマ質量分析法
カルシウム，マグネシウム	乾式灰化法	原子吸光光度法，誘導結合プラズマ発光分析法又は誘導結合プラズマ質量分析法
リン	乾式灰化法	誘導結合プラズマ発光分析法又はバナドモリブデン酸吸光光度法
ヨウ素	アルカリ抽出法又はアルカリ灰化法（魚類，≧20 μg/100 g）	誘導結合プラズマ質量分析法
セレン，クロム，モリブデン	マイクロ波による酸分解法	誘導結合プラズマ質量分析法

　定量の基本はリン以外は原子吸光法もしくは ICP 質量分析法[1]であり，原子吸光法の原理と装置の概略を以下に説明する。

　原子吸光とは遊離基底状態の原子が同種の元素から放射された特定の波長の光（共鳴線）を吸収する現象である。そして原子吸光の吸光度測定による元素分析が原子吸光（分析）法である。

　光源としては特有な波長の光を発する中空陰極ランプ，無電極放電ランプなどを用い，試料の原子化には一般に炎を用い（吸収炎光光度法），試料溶液を噴霧器で霧状にして炎の中に導入する。この方法はスペクトル構造が単純で，操作が簡便迅速であり，金属元素の高感度測定ができる。しかし，試料によっては分光学的干渉や化学干渉がある。

＊1　ICP 質量分析法
　ICP とは Inductively Coupled Plasma の略で誘導結合プラズマと訳される。

原子吸光分析装置は図4-17に示すように特色ある構成となっており、共鳴線光源と原子化部は原子吸光の原理を支える重要な部分である。共鳴線光源とは、測定すべき原子吸光の波長と同波長の線スペクトルを出すランプである。フレームの中では噴霧された試料が水素炎で発光スペクトルを放射する。モノクロメーターでは余分の光を除去し、検出器で吸光度を測定して記録計で記録する。なお、原子吸光分析波長と検出感度などを表4-5に示す。

表4-5 原子吸光分析波長と検出感度

元素	分析波長 (nm)	感度 (ppm)
Na*	589.0	0.002
K*	766.5	0.03
Ca	422.7	0.01
Mg	285.2	0.003
Fe*	248.3	0.06
Zn	213.9	0.01
Cu	324.7	0.03
Mn	403.1	0.5

＊印の元素における助熱ガスは空気であり、それ以外はN_2Oである。燃料ガスはすべての元素でC_2H_2である。

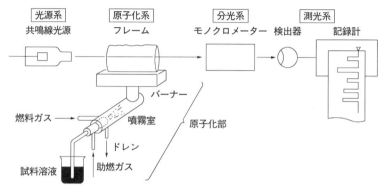

図4-17 原子吸光分析装置の構成

(1) カルシウムの定量──過マンガン酸カリウム滴定法

無機質のうち量的に最も多いものは一般的な食品においてカルシウムである。キレート滴定によるカルシウムの定量は2章（p.27）に示したが、シュウ酸カルシウムの沈殿を生成させて酸で溶解して出てきたシュウ酸を、過マンガン酸カリウムで滴定して定量する方法もある。その時の反応式は下のとおりである。

・沈殿の生成

$$Ca^{2+} + \begin{matrix} COONH_4 \\ | \\ COONH_4 \end{matrix} \xrightarrow{pH\,5\sim6} \begin{matrix} COO \\ | \quad\, Ca\downarrow \\ COO \end{matrix}$$

シュウ酸カルシウム

・沈殿の溶解

$$\begin{matrix} COO \\ | \quad\, Ca \\ COO \end{matrix} + H_2SO_4 \longrightarrow CaSO_4 + \begin{matrix} COOH \\ | \\ COOH \end{matrix}$$

シュウ酸

・酸化滴定

$$5 \begin{matrix} COOH \\ | \\ COOH \end{matrix} + 3\,H_2SO_4 + 2\,KMnO_4$$

$$\xrightarrow[60\sim80℃]{} K_2SO_4 + 2\,MnSO_4 + 10\,CO_2 + 8\,H_2O$$

実験30 過マンガン酸カリウム滴定法によるカルシウムの定量

試薬と試料

① メチルレッド ② シュウ酸アンモニウム ③ 尿素

④ 希アンモニア水 ⑤ 希硫酸 ⑥ 過マンガン酸カリウム標準液

⑦ 試料溶液：試料2g前後をるつぼに精秤し、2時間灼熱灰化す

る。灰を塩酸（濃塩酸：水＝1：1）10 ml で蒸発皿に洗い込みし，蒸発乾固させる。塩酸（濃塩酸：水＝1：3）10 ml を加えてガラス棒で撹拌しながら，湯浴上で加温溶解させる。100 ml 容メスフラスコでろ液を受けて，洗液を加えて 100 ml とし，よく混和して試料溶液とする。試料溶液中のカルシウム濃度が 0.2～0.4 mg/ml になるようにする。

操　作

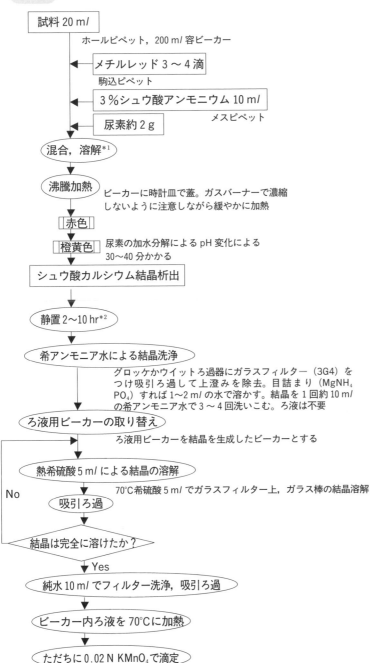

*1　ビーカー内の溶液は透明。もし濁れば，Ca が多すぎてシュウ酸 Ca の微結晶が出ているので，試料溶液の希釈が必要である。

*2　結晶析出が少ない時は一晩放置

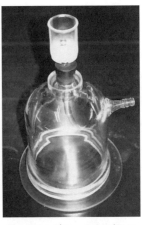

図4-18　グロッケとガラスフィルター

0.02 N KMnO$_4$標準液 1 ml は，カルシウム 0.4008 mg に相当する。したがって 1 回の実験に用いた溶液 20 ml 中のカルシウム量は，次式で算出する。

カルシウム $[mg] = 0.4008 \times V \times F$

　　V：0.02 N KMnO$_4$の滴定値[ml]　F：0.02 N KMnO$_4$のファクター

⑵　リンの定量

　リンは，バーナードモリブデン酸法やモリブデンブルー法を用い，リン酸として定量する。

実験 31　バーナードモリブデン酸法によるリンの定量

試薬と試料

① 　バーナードモリブデン酸試薬：モリブデン酸アンモニウム 4 水和物 27 g を熱水に溶解し，冷却する。メタバナジン酸 1.12 g を熱水 125 ml に溶かし，冷却する。硝酸 250 ml を徐々に加え，調製したモリブデン酸アンモニウム溶液を徐々に添加し，冷却後，水で 1 l とする。

② 　2％水酸化ナトリウム溶液

③ 　試料溶液：リン（P）を含む食品を灰化する。少量の塩酸を加え，湯浴により蒸発乾固させた後，1％塩酸に溶解し，一定量にメスアップする。

④ 　標準試料（1000 µg/ml）：乾燥したリン酸二水素カリウム 4.394 g を水に溶かし 1 l にメスアップする。

操　作

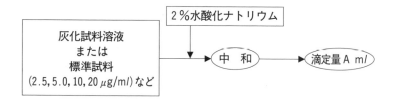

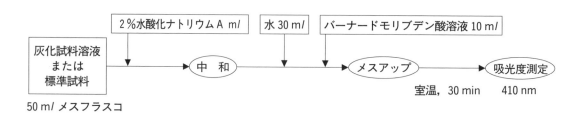

計　算

リン酸標準液のデータから回帰直線（検量線）を作成し，回帰式を求める。回帰式に試料のデータを代入し，リン酸の濃度を算出する。

⑶　鉄の定量

鉄は原子吸光法や1,10-フェナントロリン法を用いて定量する。鉄（Ⅱ）と1,10-フェナントロリンの結合によって深紅色の錯化合物が生成する。

実験32　1,10-フェナントロリン法による鉄の定量

試薬と試料

① 0.2％1,10-フェナントロリン*溶液：塩化1,10-フェナントロリニウム一水和物（1,10-フェナントロリン塩酸塩）0.2gを水100 mlに溶かす。

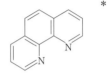

② 1％アスコルビン酸：L-アスコルビン酸0.5gを水に溶かし100 mlにする。

③ 10％クエン酸ナトリウム：クエン酸三ナトリウム20gを水に溶かし200mlにする。

④ BPB指示薬：

⑤ 試料溶液：鉄（Fe）を含む食品を灰化した後，1％塩酸に溶解する。

⑥ 鉄標準液（1000 μg/ml）：硫酸アンモニウム鉄（Ⅱ）6水和物7.021gを1％塩酸に溶かし，1lにメスアップする。

操　作

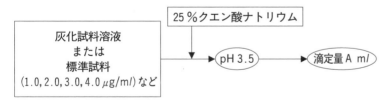

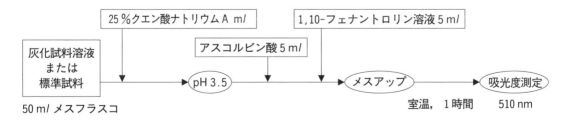

計　算

鉄標準液のデータから回帰直線（検量線）を作成し，回帰式を求め

る。回帰式に試料のデータを代入し，鉄の濃度を算出する。

⑷　ナトリウムの定量

　2章の沈殿滴定法（実験2：しょうゆ中の食塩の定量，19，20頁）を参照。食塩の量を2.54で割った値がナトリウム量である。

無機質の分類について

　無機質については，3-4　無機質の定性（p.52）の所で述べたが，元素のすべてが無機質ではなく，O，C，H，Nの4元素は無機質と呼ばない慣習になっている。

　さらにヒトへの必須性から，必須ミネラルを公的に無機質としている。つまり，ある元素がヒトで不足して欠乏症になり，その元素を補給することにより欠乏症が治れば，その元素は必須ミネラルといえる。しかし，ヒトで欠乏症が判明している元素は公的には16種類である。存在量が多いCa，P，K，S，Cl，Na，Mgの7種を主要ミネラルまたは準主要元素と呼んでいる。また体内存在量が10g以下で1日の所要量が100mg以下の元素を微量ミネラル（微量元素）といい，Fe，Mn，Cu，I，Co，Zn，Se，Mo，Crの9種がある。

　その他の元素についてはヒトにとって必須性が認められていないが，今後の研究により必須ミネラルになる可能性がある。元素については元素の周期表（後見返し）を参照。

　日本食品標準成分表2020（八訂）においては，13種の無機質の量が表示されている。Na，K，Ca，Mg，P，Fe，Zn，Cu，Mnの順でmg表示されており，次いでI，Se，Cr，Moの4種がμg表示されている。

4-3 ビタミンの定量

日本食品標準成分表 2015 ではビタミン 13 種がすべて記載されている。脂溶性ビタミン，水溶性ビタミンの順番で以下に示す。

脂溶性ビタミンの定量法の概要を表 4-6 に示す。

表 4-6 脂溶性ビタミンの定量法

物質名	試料調整法	定量法
レチノール	けん化後，不けん化物を抽出分離，精製	ODS 系カラム（水・メタノール混液）を用いた HPLC（紫外部吸収検出）
α-カロテン，β-カロテンおよびβ-クリプトキサンチン	エタノール抽出後，けん化，抽出	ODS 系カラム（クロロホルム・メタノール溶液）を用いた HPLC（可視部吸収検出）
カルシフェロール（ビタミン D）	けん化後，不けん化物を抽出分離	逆相型カラム（アセトニトリル・メタノール混液）を用いた分取 HPLC の後，順相型カラム（2-プロパノール・n-ヘキサン混液）を用いた分析 HPLC（紫外部吸収検出）
トコフェロール[*1]（ビタミン E）	けん化後，不けん化物を抽出分離	順相型カラム（酢酸・2-プロパノール・n-ヘキサン混液）を用いた HPLC（蛍光検出）
フィロキノンおよびメナキノン類（ビタミン K）	ヘキサン抽出後，精製	還元カラムと ODS 系カラム（エタノール・メタノール混液）を用いた HPLC（蛍光検出）

[*1] トコフェロール ビタミン E は主として α, β, γ 及び δ-トコフェロールの 4 種がある。

(1) ビタミン A の定量

日本食品標準成分表 2010 ではビタミン A は 6 つに内訳されており，レチノール，α-カロテン，β-カロテン，β-クリプトキサンチン，β-カロテン当量，レチノール活性当量が記載されている。レチノール活性当量はレチノール量と β-カロテン当量から算出し，また β-カロテン当量はβ-および α-カロテンならびに β-クリプトキサンチン量から算出する。算出式を以下に示す。

レチノール活性当量 $[\mu g]$ ＝ レチノール$[\mu g]$ ＋ $1/12\,\beta$-カロテン当量 $[\mu g]$

β-カロテン当量 $[\mu g]$ ＝ β-カロテン $[\mu g]$ ＋ $1/2\,\alpha$-カロテン $[\mu g]$ ＋ $1/2\,\beta$-クリプトキサンチン $[\mu g]$

実験 33　全粉乳中のレチノールの定量

試薬とカラム

① 1 %（W/V）塩化ナトリウム溶液

② 3 %（W/V）ピロガロール・エタノール溶液

③ 60 %（W/V）水酸化カリウム溶液

④ 酢酸エチル・n-ヘキサン混液（1：9，V/V）

⑤ 石油エーテル

⑥ ジエチルエーテル・石油エーテル混液（5：95，V/V）

⑦ ジエチルエーテル・石油エーテル混液（1：9，V/V）

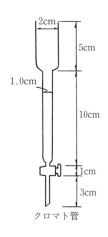

* 1

2cm
5cm
1.0cm
10cm
1cm
3cm

クロマト管

⑧　エタノール

⑨　クロマト管*1（内径1cm）にあらかじめ弱活性化したアルミナを石油エーテルにけん濁させて，約7cmの高さまで充填しておく。

操　作

ケン化と抽出

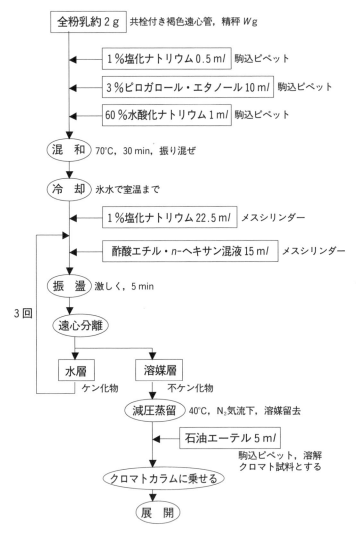

| 全粉乳約2g | 共栓付き褐色遠心管，精秤 W g |

| 1％塩化ナトリウム0.5ml | 駒込ピペット |

| 3％ピロガロール・エタノール10ml | 駒込ピペット |

| 60％水酸化ナトリウム1ml | 駒込ピペット |

混　和　70℃，30min，振り混ぜ

冷　却　氷水で室温まで

| 1％塩化ナトリウム22.5ml | メスシリンダー |

| 酢酸エチル・n-ヘキサン混液15ml | メスシリンダー |

振　盪　激しく，5min

3回

遠心分離

| 水層 | ケン化物

| 溶媒層 | 不ケン化物

減圧蒸留　40℃，N₂気流下，溶媒留去

| 石油エーテル5ml |
駒込ピペット，溶解
クロマト試料とする

クロマトカラムに乗せる

展　開

カラムクロマト・高速液クロ

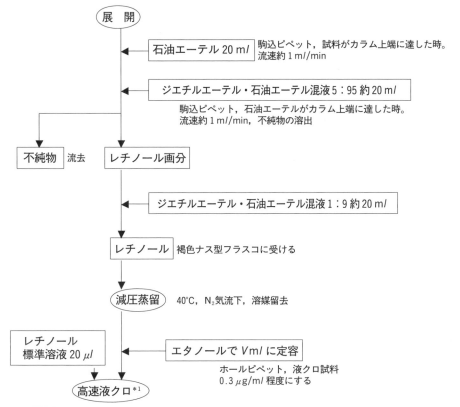

展開

石油エーテル 20 m*l* — 駒込ピペット，試料がカラム上端に達した時。
流速約 1 m*l*/min

ジエチルエーテル・石油エーテル混液 5：95 約 20 m*l*
駒込ピペット，石油エーテルがカラム上端に達した時。
流速約 1 m*l*/min，不純物の溶出

不純物 流去 ← レチノール画分

ジエチルエーテル・石油エーテル混液 1：9 約 20 m*l*

レチノール — 褐色ナス型フラスコに受ける

減圧蒸留 — 40℃，N_2 気流下，溶媒留去

レチノール
標準溶液 20 μ*l* ← エタノールで *V*m*l* に定容
ホールピペット，液クロ試料
0.3 μg/m*l* 程度にする

高速液クロ[*1]

計算

$$レチノール量 [\mu g/100\,g] = \frac{A \times V \times N}{W} \times 100$$

A：試験溶液中のレチノール濃度 $[\mu g/ml]$

$$= 標準溶液の濃度 \times \frac{試料溶液のピーク面積}{標準溶液のピーク面積}$$

V：試験溶液量 $[ml]$

N：希釈倍

W：試料採取量 $[g]$

*1　注入量：20 μ*l*，試料とレ
チノール標準溶液
　カラム：ODS 系カラム
（たとえばナカライテスク
Cosmosil C 18 4.6 φ×150
mm）
　移動相：水：メタノール
　　＝8：92 (V/V)
　流速：1.0 m*l*/min
　温度：35℃
　測定波長：325 nm

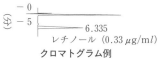

レチノール標準溶液のクロマトグラム

クロマトグラム例
（「先端の分析法」，NTS を参考にした）

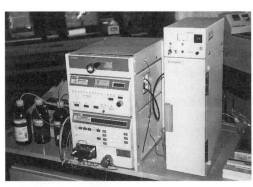

図 4-19　高速液体クロマトグラフィー

実験 34　新鮮野菜の β-カロテンの定量

操　作

β-カロテンの抽出・高速液クロ

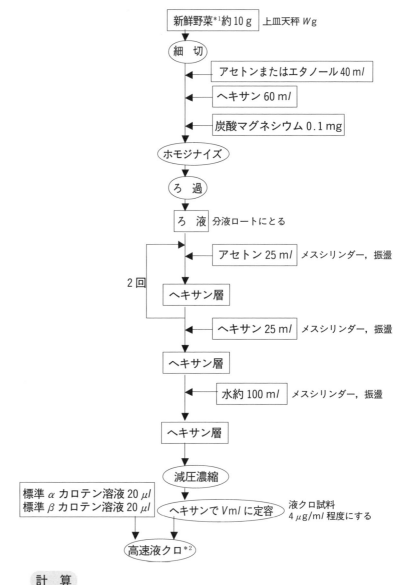

*1　乾燥食品や脂肪含量の高い
　　食品はレチノールの時と同様
　　にケン化操作を行い，抽出後
　　に高速液体クロマトグラフイ
　　ーを行う。

*2　カラム：ODS系カラム
　　（例えば，東ソー TSKgel
　　ODS 120 A（4.6 ϕ×150
　　mm））
　　移動相：クロロホルム・メタ
　　ノール混液（4：96，V/V）
　　流速：1.5 ml/min
　　温度：40℃
　　測定波長：455 nm

```
 0.0┐
 4.0┤4.214    α-カロテン(1.5 μg/ml)
    │      ╱8.579
 8.0┤      ╱ 9.145
12.0┤10.517
    ┘      β-カロテン (3.2 μg/ml)
```
ニンジンのクロマトグラム例
（『先端の分析法』，NTS社を参考にした）

計　算

$$\alpha, \beta\text{-カロテン含量　}[\mu g/100\ g] = \frac{A \times V \times N}{W} \times 100$$

A：試験溶液中の α-カロテンまたは β-カロテンの濃度

　　$=$ 標準溶液の濃度 $\times \dfrac{\text{試料溶液のピーク面積}}{\text{標準溶液のピーク面積}}$ $[\mu g/ml]$

V：試験溶液量 $[ml]$

N：希釈倍

W：試料採取量 $[g]$

水溶性ビタミンの定量法の概要を表 4-7 に示す。

表 4-7 水溶性ビタミンの定量法

物質名	試料調整法	定量法
チアミン（ビタミン B$_1$）	酸性水溶液で加熱抽出	ODS 系カラム（0.01 M リン酸二水素ナトリウム・0.15 M 過塩素酸ナトリウム混液）を用いた HPLC（フェリシアン化カリウムとの反応による蛍光検出）
リボフラビン（ビタミン B$_2$）	酸性水溶液で加熱抽出	ODS 系カラム（メタノール・酢酸緩衝液）を用いた HPLC（蛍光検出）
ナイアシン*	酸性水溶液で加圧加熱抽出	*Lactobacillus plantarm* ATCC 8014 による微生物学的定量法
ビタミン B$_6$	酸性水溶液で加圧加熱抽出	*Saccharomyces cerevisiae* ATCC 9080 による微生物学的定量法
ビタミン B$_{12}$	緩衝液およびシアン化カリウム溶液で加熱抽出	*Lactobacillus delbrueckii* subsp. *lactis* ATCC 7830 による微生物的定量法
葉　酸	緩衝液で加圧加熱抽出後，プロテアーゼ処理に引き続きコンシュガーゼ処理	*Lactobacillus rhamnosus* ATCC 7469 による微生物学的定量法
パントテン酸	緩衝液で加圧加熱抽出後，アルカリホスファターゼおよびハト肝臓アミダーゼ処理	*Lactobacillus plantarum* ATCC 8014 による微生物学的定量法
ビオチン	酸性水溶液で加圧加熱抽出	*Lactobacillus plantarum* ATCC 8014 による微生物学的定量法
ビタミン C アスコルビン酸	メタリン酸溶液で摩砕抽出後，酸化型にしてオサゾン生成	順相型カラム（酢酸・*n*-ヘキサン・酢酸エチル混液）を用いた HPLC（可視部吸収検出）

＊　ナイアシン当量（mg）＝ナイアシン（mg）＋1/60 トリプトファン（mg）

ここでは特に微生物学的定量法を用いないビタミン B$_1$，B$_2$ そして C の定量について述べる。いずれも成分表では HPLC 法が採用されている。ここでは従来よく使われている方法を示す。

⑵　ビタミン B$_1$ の定量

実験 35　ジアゾ法によるビタミン B$_1$ の定量

原　理

ビタミン B$_1$ はアルカリ性でパラアミノアセトフェノンのジアゾニウム塩と反応して，赤紫色の色素を生成するが，これを比色定量する。

チアミン（塩酸塩）　　　　　　　*p*-アミノアセトフェノン　　　　　　アルカリ性　　　　　赤紫色（吸収波長 520 nm）

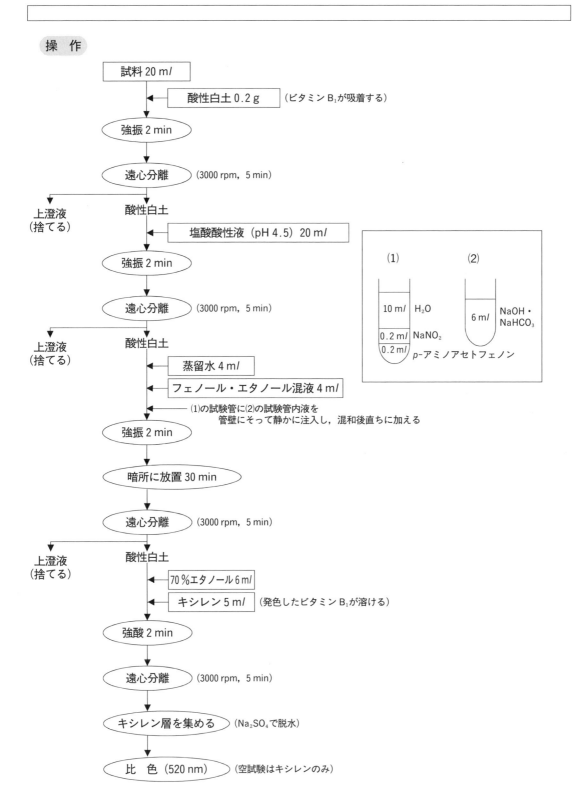

操 作

試料 20 ml

酸性白土 0.2 g　（ビタミン B₁ が吸着する）

強振 2 min

遠心分離　(3000 rpm，5 min)

上澄液
（捨てる）　酸性白土

塩酸酸性液 （pH 4.5） 20 ml

強振 2 min

遠心分離　(3000 rpm，5 min)

上澄液
（捨てる）　酸性白土

蒸留水 4 ml

フェノール・エタノール混液 4 ml

(1)の試験管に(2)の試験管内液を
管壁にそって静かに注入し，混和後直ちに加える

強振 2 min

暗所に放置 30 min

遠心分離　(3000 rpm，5 min)

上澄液
（捨てる）　酸性白土

70 % エタノール 6 ml

キシレン 5 ml　（発色したビタミン B₁ が溶ける）

強酸 2 min

遠心分離　(3000 rpm，5 min)

キシレン層を集める　(Na₂SO₄ で脱水)

比　色 （520 nm）　（空試験はキシレンのみ）

(1)
10 ml　H₂O
0.2 ml　NaNO₂
0.2 ml　p-アミノアセトフェノン

(2)
6 ml　NaOH・
NaHCO₃

⑶　ビタミンB₂の定量

1)　ルミフラビン蛍光法

　ビタミンB₂はアルカリ性で光分解をすると，黄緑色の蛍光[*1]を発するルミフラビンになる。このルミフラビンの蛍光を蛍光光度計で測定して定量する。

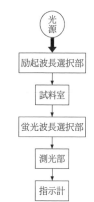

リボフラビン

光分解（アルカリ性 pH＜10）

ルミフラビン

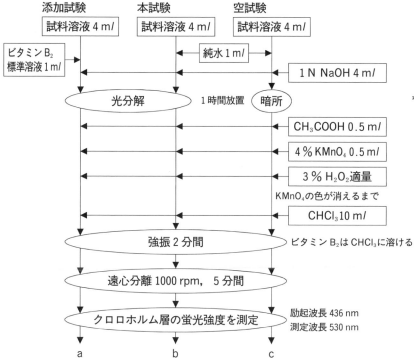

実験36　ルミフラビン蛍光法によるビタミンB₂の定量

操　作

＊1　蛍光とはルミネセンス，つまり熱を使わない発光の一種で，光の刺激での発光をいう。

計　算

$$ビタミン B_2 \left[\mu g/100\,g\right] = d \times \frac{b-c}{a-b} \times \frac{V}{A} \times \frac{100}{S}$$

　　a：添加試験の読み

　　b：本試験の読み

　　c：空試験の読み

　　d：ビタミンB₂添加量 $\left[\mu g\right]$

　　A：試料溶液採取量 $\left[ml\right]$

　　V：試料溶液全量 $\left[ml\right]$

　　S：試料重量 $\left[g\right]$

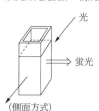

(a)蛍光分光光度計の構成例

(b)蛍光光度法の測光方式

蛍光光度法

⑷ ビタミンCの定量

ビタミンCの定量は，インドフェノール滴定法，ヒドラジン比色法，HPLC 法などがあが，ここではヒドラジン法について示す。

実験 37　ヒドラジン法によるビタミンCの定量

原理

ビタミンCは酸化条件下ですべてデヒドロアスコルビン酸になる。デヒドロアスコルビン酸は加熱によって不可逆的に 2,3-ジケトグロン酸になる。2,3-ジケトグロン酸は 2,4-ジニトロヒドラジンと反応してオサゾンを生成するが，そのオサゾンは硫酸溶液中で赤色を呈し，比色による定量が可能である。

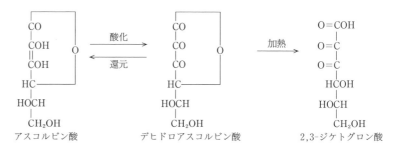

アスコルビン酸　　　　　　　　デヒドロアスコルビン酸　　　　　　2,3-ジケトグロン酸

したがって，試料中の還元型ビタミンCを酸化して酸化型ビタミンCとして，試料中に最初から存在していた酸化型ビタミンCと併せて総ビタミンC量が定量できる。また還元型ビタミンCはそのままにして酸化型ビタミンC量を定量すれば，総ビタミンC量から酸化型ビタミンC量を差し引いて還元型ビタミンC量を求めることができる。

試薬

① 　5％メタリン酸（HPO_3）水溶液

② 　0.2％インドフェノール水溶液：2,6-ジクロロインドフェノールナトリウム 200 mg を 100 ml の温湯に溶解後，ろ過する。

③ 　メタリン酸・チオ尿素水溶液：チオ尿素 2 g を 50 ml の 5％メタリン酸に溶解し，水を加えて 100 ml にする[*1]。

④ 　DNP 溶液（ジニトロフェニルヒドラジン[*2]溶液）：2,4-ジニトロフェニルヒドラジン 2 g を 8 N 硫酸溶液 100 ml に溶解後，ろ過する。

⑤ 　85％硫酸溶液：水 12 ml に濃硫酸を注意しながら加え，100 ml にする。

⑥ 　ビタミンC標準液：L-アスコルビン酸（還元型ビタミンC）100 mg を精秤し，5％メタリン酸水溶液で 100 ml に定容する（1 mg/ml）。

[*1] チオ尿素のかわりに塩化第一スズ（$SnCl_2$）を用いても良い。チオ尿素あるいは塩化第一スズは還元型ビタミンCの酸化防止をしてくれる。

[*2]
O_2N—⟨ベンゼン環 NO_2⟩—$NHNH_2$
2,4-ジニトロフェニルヒドラジン

操 作

検量線作成のため，標準液を5％メタリン酸で希釈し，10～100 μg/mℓ溶液を5種類は作成する。

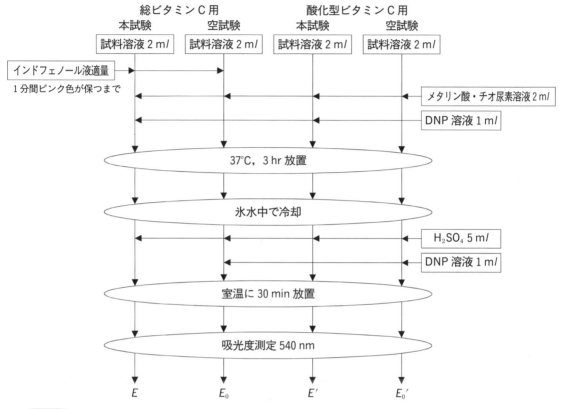

計 算

検量線は直線になるので，吸光度あたりのビタミンC量を係数（*f*）として求めておけば，簡単な計算で求めたいビタミンC量を算出できる[*1]。

係数は $f = \dfrac{c}{E'' - E''_0}$ で求められる。ここで，E''：標準液の本試験の吸光度，E''_0：標準液の空試験の吸光度，C：標準液の濃度 [mg %] である。

よって，試料中の各ビタミンC量は以下の式で求められる。D は希釈倍数である。

総ビタミンC [mg %] $= f \times (E - E_0) \times D$

酸化型ビタミンC [mg %] $= f \times (E' - E'_0) \times D$

還元型ビタミンC [mg %] ＝ 総ビタミンC－酸化型ビタミンC

*1 あらかじめ食品成分表でビタミンC含量を確認し，試料液中のビタミンC濃度が検量線の範囲内に収まるように調製することが大切である。

4-4　食塩相当量の算出

　食塩相当量は，ナトリウム量に 2.54 を乗じて算出できる。しかし，ナトリウム量には食品添加物（グルタミン酸ナトリウムやアスコルビン酸ナトリウムなど）に由来するナトリウムも含まれる[*1]。

4-5　その他の成分の定量

　日本食品標準成分表 2020 の備考欄に記載されている成分の定量法を表 4-8 に示す。

表 4-8　アルコールと備考欄収載の成分の測定法

成分	試料調製法	測定法
アルコール		浮標法，水素炎イオン化検出－ガスクロマトグラフ法又は振動式密度計法
硝酸イオン	水で加温抽出	高速液体クロマトグラフ法又はイオンクロマトグラフ法
カフェイン	有機溶媒抽出	逆相型カラムと水－メタノール－1 mol/L 過塩素酸又は 0.1 mol/L リン酸水素ナトリウム緩衝液－アセトニトリルによる紫外部吸収検出－高速液体クロマトグラフ法
ポリフェノール	脱脂後，50 % メタノール抽出	フォーリン・チオカルト法又はプルシアンブルー法
タンニン	熱水抽出	酒石酸鉄吸光光度法又はフォーリン・デニス法
テオブロミン	石油エーテル抽出	逆相型カラムと水－メタノール－1 mol/L 過塩素酸による紫外部吸収検出－高速液体クロマトグラフ法

　アルコール分の定量法と上の表中におけるタンニン（ポリフェノール）の定量法について以下に示す。

実験 38　浮ひょう法によるアルコール分の定量

　酒税法によるアルコール分とは，温度 15℃において原容量 100 ml 中に含有するエタノールの容量をいい，計量法でいう酒精度（酒精と水の混合物中の酒精の体積百分率）と一致する。

　浮ひょう法は水とともにアルコール分を蒸留して，酒精計で測るため試薬は不要で簡便であるが，すくなくとも 50 ml 以上の試料が必要で，アルコール分が 2 度以下のものは誤差が大きく，GC 法が正確である。

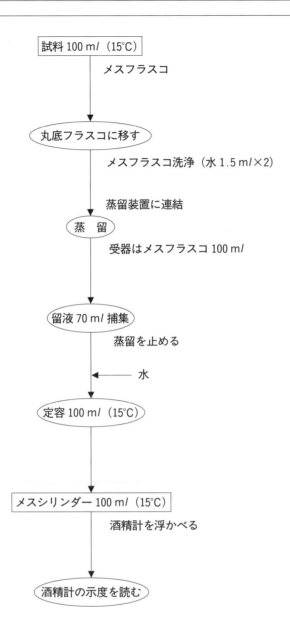
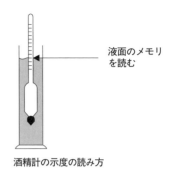

酒精計の示度の読み方

実験 39　GC 法によるアルコール分の定量

試　薬

① 20 %（v/v）エタノール水溶液

② 1 %（v/v）アセトン水溶液

GC 条件例

カラム：Sunpak-A（信和化工）　3.2 mm×2.1 m

温度：注入口および検出器（FID）　250℃，カラム　170℃

標準：1 %アセトン 10 ml＋20 %エタノール 0.5 ml（15℃）

試料：1 %アセトン 10 ml＋試料 0.5 ml（15℃）

算出方法

標準と試料ともに，得られたエタノールとアセトンのピーク面積から面積比を算出する。標準はエタノール分が 20 ％（v/v）なので，次の比で試料のアルコール分を算出する。

標準における面積比：20＝試料における面積比：求めるアルコール分

試　料

ビール，白ワイン，赤ワイン，日本酒，焼酎，泡盛など。エキス分の多いものは GC のカラムをよごすので避けたい。

分析例

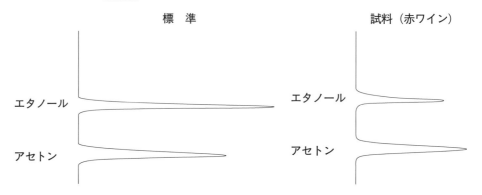

標準		試料（赤ワイン）
エタノール		エタノール
アセトン		アセトン

面積百分率

標準	面積百分率	面積比	エタノール量（%）
エタノール	48.9291	0.9581	20.00
アセトン	51.0709		

エタノール/アセトン

赤ワイン	面積百分率	面積比	エタノール量（%）
エタノール	35.8172	0.5580	11.65
アセトン	64.1828		

実験 40　フォーリン・デニス法によるポリフェノール（タンニン）の定量

複数のフェノール性水酸基を有する化合物を総称してポリフェノールといい，特に植物起源のものをタンニンといっている。チョコレート，茶類，コーヒー，そしてココアなどの食品では，タンニン含量を差し引いて炭水化物量を算出する。ここでは AOAC 公定法であるフォーリン・デニス法を示す。

試　薬

① フォーリン・デニス試薬：タングステン酸ナトリウム・2 水和物（$Na_2WO_4・2 H_2O$）100 g，リンモリブデン酸（$MoO_3・P_2O_5・nH_2O$）20 g，リン酸（H_3PO_4）50 ml を水 700 ml に加えて溶解した後，2 時間煮沸還流する。冷却後，1 l に定容する。

② 飽和炭酸ナトリウム（Na₂CO₃）水溶液：炭酸ナトリウム（無水）35 g を 100 ml の水に加え，80℃に加熱して溶解する。一晩室温に放置して，上澄みを用いる。

操　作

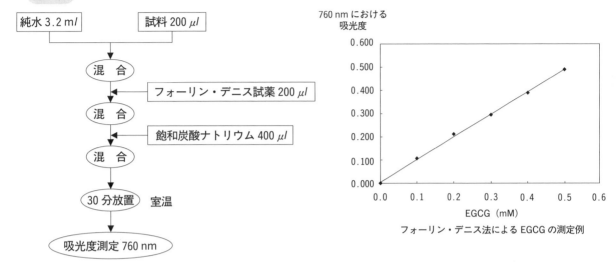

フォーリン・デニス法による EGCG の測定例

DPPH ラジカル消去能

　抗酸化能の指標のひとつに DPPH ラジカル消去能がある。DPPH はエタノール中でラジカルの状態で存在でき，紫色を呈している。ラジカルが消去されると無色になるので，紫色の退色（517 nm の吸光度）を測定することにより，容易に抗酸化物質のラジカル消去能を評価できる。例えばクロロゲン酸の濃度をかえて消去能を測定すると右図のようになる。

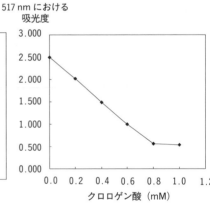

分光光度計による DPPH ラジカル消去能の測定

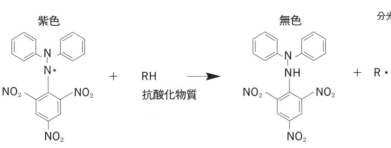

1,1-Diphenyl-2-picrylhydrazyl
　（DPPH）ラジカル

DPPH ラジカル捕捉機構

　そして，食品のポリフェノール量と DPPH ラジカル消去能が正比例の関係になる場合が多いことがわかっている。たとえば，茶類において次図のような相関がある。

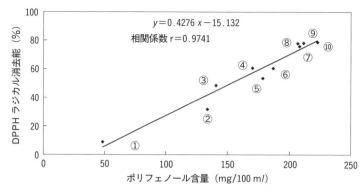

図 4-20　ポリフェノール含量と DPPH ラジカル消去能との相関

①蓮芯茶　②紅茶　③ウーロン茶　④ジャスミン茶　⑤八女煎茶
⑥静岡煎茶　⑦蓮花茶（D 社）　⑧蓮花茶（B 社）　⑨蓮花茶（C 社）　⑩蓮花茶（A 社）

4-6　日本食品標準成分表 2020 における表示について

　日本食品標準成分表 2020（八訂）では 2478 食品について，可食部 100 g 当たりの数値が 1 食品 1 成分値の原則で標準値が記載されている。

　廃棄率は重量％で表示し，10 ％未満は 1 きざみ，10 ％以上は 5 きざみで記載され，エネルギー[*1]の単位は kcal および kJ で，整数で表示している。項目は全部で 54 項目ある。一般成分の水分，たんぱく質，脂質，炭水化物，有機酸および灰分は，小数第 1 位で g 表示である。この一般成分の総和が 100 g になる。灰分に含まれる無機質 13 種のうち 9 種の単位は mg で，ナトリウム，カリウム，カルシウム，マグネシウムおよびリンは整数，鉄および亜鉛は小数第 1 位まで，銅およびマンガンは小数第 2 位まで表示している。ヨウ素，セレン，クロム，モリブデンの 4 種は μg 表示で整数である。

　ビタミンは 13 種すべて表示しており，ビタミン A はレチノール，α-カロテン，β-カロテン，β-クリプトキサンチン，カロテン当量，レチノール活性当量に内訳しており μg 表示で整数である。ビタミン E は α，β，γ，δ-トコフェロールに内訳しており mg で少数第 1 位まで表示している。水溶性ビタミンは，B_1，B_2，B_6，パントテン酸が mg で小数第 2 位まで表示している。ナイアシン，ナイアシン当量，B_{12}，葉酸，ビオチンは μg で小数第 1 位，ビタミン C は mg で整数で表示している。食塩相当量は g で小数第 1 位まで表示している。備考欄に記載した成分も g で小数第 1 位まで表示している。

＊1　1 kcal＝4.184 kJ

5　食品成分の分離

食品の主要成分のうち，脂質は溶媒抽出法，たんぱく質は本章で行う方法で分離できる（その外にも溶媒沈殿，塩析など）。炭水化物は単離が難しい場合が多い。

食品の微量成分を分離するときは，有機溶媒に溶けるか溶けないかでまず二大別することからはじめる。植物性食品の色素のうち，クロロフィル，カロテノイドが脂溶性（有機溶媒に溶ける），フラボノイド（アントシアンを含む）が水溶性（有機溶媒に溶けない）である。

5-1　牛乳からカゼインの分離

たんぱく質のペプチド鎖（図に線で表したところ）にはフリーの$-COOH$や$-NH_2$が多数存在している。pH が低いと$-NH_2$は$-NH_3^+$に帯電するので，たんぱく質全体としてはプラスに帯電する。pH が高いと$-COOH$は$-COO^-$に帯電するので，全体としてはマイナスに帯電する。中間の pH でプラスとマイナスが同量になり電気的に中性になる点がある。この pH を等電点といい，たんぱく質ごとに決まっている。等電点では電気的な反発力が働かないから，たんぱく分子同士は接

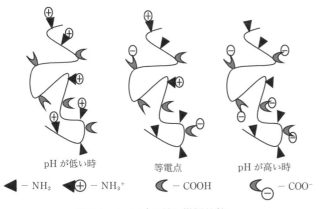

pH が低い時　　等電点　　pH が高い時

◀ $-NH_2$　◀⊕ $-NH_3^+$　🌙 $-COOH$　🌙⊖ $-COO^-$

図5-1　たんぱく質の帯電状態

近して，水素結合，疎水結合，イオン結合などで結合して巨大分子となり，水不溶性となって沈殿する。加温すればたんぱく分子内の結合が少し緩み，たんぱく分子間の結合ができやすくなって沈殿が促進されることもある。

牛乳は固形分が約12％，そのうちたんぱく質が約3.5，乳脂肪3.5，乳糖5％である。牛乳のpHを乳たんぱく質の等電点に調整すれば，たんぱく質が凝固して沈殿する。

牛乳のたんぱく質は約80％がカゼイン（等電点pH 4.6。リンと結合したたんぱく質。α，β，κの3種類が多数結合している。親水性のκ-カゼインが表面に存在するので安定に分散している），残り20％の大部分はアルブミン，あと微量のグロブリンも存在している。

牛乳を酸でpH 4.6にすればカゼインが等電凝集して沈殿する。このとき，牛乳を50〜60℃に加温すると沈殿が促進される。沈殿にはアルブミン，乳脂肪の大部分も巻き込まれている。乳糖は上澄みに残る。

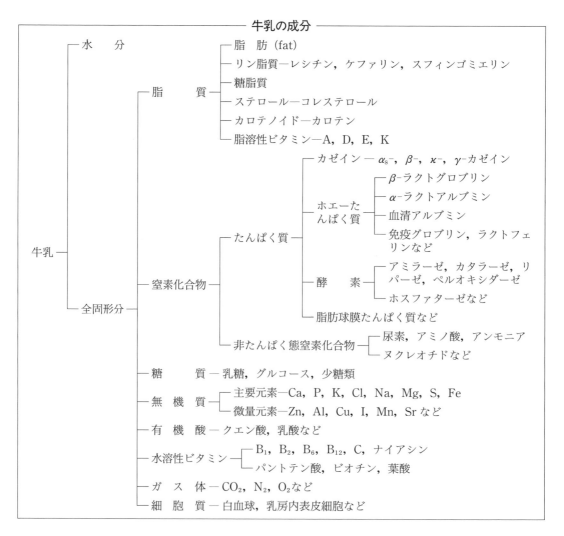

牛乳の成分

- 水　分
- 全固形分
  - 脂　質
    - 脂　肪 (fat)
    - リン脂質—レシチン，ケファリン，スフィンゴミエリン
    - 糖脂質
    - ステロール—コレステロール
    - カロテノイド—カロテン
    - 脂溶性ビタミン—A，D，E，K
  - 窒素化合物
    - たんぱく質
      - カゼイン — α_s-，β-，κ-，γ-カゼイン
      - ホエーたんぱく質
        - β-ラクトグロブリン
        - α-ラクトアルブミン
        - 血清アルブミン
        - 免疫グロブリン，ラクトフェリンなど
      - 酵　素
        - アミラーゼ，カタラーゼ，リパーゼ，ペルオキシダーゼ
        - ホスファターゼなど
      - 脂肪球膜たんぱく質など
    - 非たんぱく態窒素化合物
      - 尿素，アミノ酸，アンモニア
      - ヌクレオチドなど
  - 糖　質—乳糖，グルコース，少糖類
  - 無機質
    - 主要元素—Ca，P，K，Cl，Na，Mg，S，Fe
    - 微量元素—Zn，Al，Cu，I，Mn，Srなど
  - 有機酸—クエン酸，乳酸など
  - 水溶性ビタミン
    - B_1，B_2，B_6，B_{12}，C，ナイアシン
    - パントテン酸，ビオチン，葉酸
  - ガス体—CO_2，N_2，O_2など
  - 細胞質—白血球，乳房内表皮細胞など

実験 41　牛乳からカゼインの分離

　牛乳からカゼインを酸で凝固させて分離する。凝固物がたんぱく質であることをビウレット反応(47頁)で確認する。カゼインを除去した牛乳にたんぱく質が残っているかどうかを,同じくビウレット反応で調べる。

試薬と試料

① 市販の無脂肪乳。成分表示を記録すること

② 10 %（v/v）酢酸水溶液

③ 1 % 硫酸銅水溶液

④ 10 % NaOH 水溶液

操　作

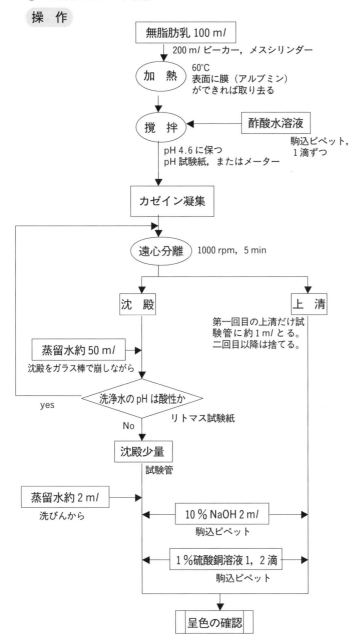

5-2　小麦粉からグルテンとでんぷんの分離

　小麦粉は約 10 ％のたんぱく質，約 70 ％のでんぷん，約 14 ％の水分，およびその他の微量成分からなる。

　小麦粉たんぱく質の 75 ％はほぼ同量ずつのグリアジンとグルテニンからなり，両者をあわせてグルテンという。グリアジンはプロラミンの一種で 75 ％アルコール可溶，水不溶である。吸水すれば粘着力を生じ，この粘着力は少量の食塩があると大きくなる。グルテニンは粘性に乏しくリポたんぱくである。小麦粉を水で練れば，グルテンはグリアジンの粘着力で水不溶性の塊にまとまる。

　小麦粉でんぷんはミクロに見ればでんぷん粒の集合体であって，アミロース 20〜25 ％，アミロペクチン 75〜80 ％からなる。

　小麦粉を水で練るとグルテンはでんぷん粒を包み込みながら網目状にまとまる。冷水ではでんぷん粒はこわれないので，グルテンの網目の 1つ 1 つのセルの中にでんぷん粒のままで包み込まれている。この状態を生地（ドウ　dough）という。生地を水中で揉むと，グルテンの網目構造はそのまま塊状に残るが，でんぷん粒は容易に水中に分散する。この性質を利用して両者を分離する。

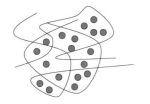

グルテンのネットワークの中のでんぷん粒

実験 42　小麦粉からグルテンとでんぷんの分離

　小麦粉をよく練ったドウを水中でもみ洗うと，でんぷんが洗い流され，グルテンが残る。湿麩 ％，乾麩 ％を求める。ビウレット反応でグルテンを，ヨウ素でんぷん反応ででんぷんを確認する。

試薬と試料

① 　市販小麦粉。強力，中力，薄力粉の別を記録しておく。
② 　ヨウ素ヨウ化カリウム溶液。1 ％ KI 水溶液に 0.2 ％ I_2 を溶解。
③ 　1 ％硫酸銅水溶液
④ 　10 ％ NaOH 水溶液

表 5-1　小麦粉の種類

種類	等級	グルテン（湿麩%）	用　　途
強力粉	1	38〜42	高級パン
	2	43〜47	パン
	3	48〜52	グルタミン酸ソーダ，麩
準強力粉	1	36〜38	パン
	2	34〜36	めん類
中力粉	1	24〜26	めん類
	2	30〜32	めん類
	3	30〜32	菓子，めん類
薄力粉	1	18〜20	高級菓子
	2	24〜26	菓子
	3	―	菓子

操　作

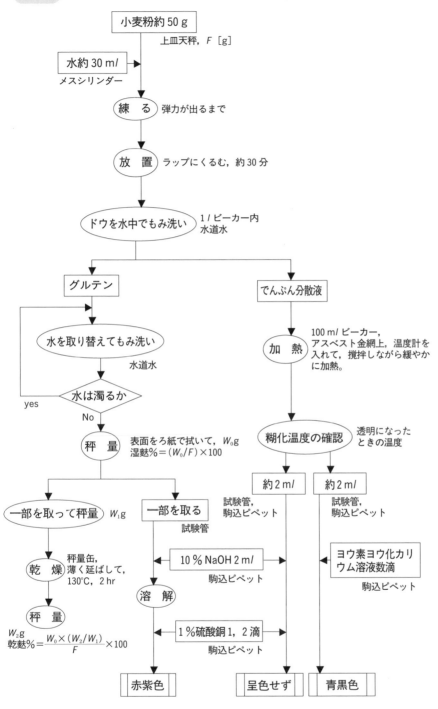

小麦粉約 50 g
上皿天秤，F〔g〕

水約 30 ml
メスシリンダー

練　る　弾力が出るまで

放　置　ラップにくるむ，約 30 分

ドウを水中でもみ洗い　1 l ビーカー内
水道水

グルテン

でんぷん分散液

水を取り替えてもみ洗い
水道水

水は濁るか
yes
No

加　熱　100 ml ビーカー，アスベスト金網上，温度計を入れて，撹拌しながら緩やかに加熱。

秤　量　表面をろ紙で拭いて，W_0g
湿麩％＝$(W_0/F)\times100$

糊化温度の確認　透明になったときの温度

一部を取って秤量　W_1g

一部を取る　試験管

約 2 ml　試験管，駒込ピペット

約 2 ml　試験管，駒込ピペット

乾　燥　秤量缶，薄く延ばして，130℃，2 hr

10 ％ NaOH 2 ml　駒込ピペット

ヨウ素ヨウ化カリウム溶液数滴　駒込ピペット

秤　量

W_2g
乾麩％＝$\dfrac{W_0\times(W_2/W_1)}{F}\times100$

溶　解

1 ％硫酸銅 1, 2 滴　駒込ピペット

赤紫色

呈色せず

青黒色

5-3　緑葉の脂溶性色素

　緑葉に含まれる色素は緑色のクロロフィルと橙黄色のカロテノイドである。カロテノイドの色はクロロフィルにかくれているので，葉は緑に見える。葉を有機溶媒で処理すると両者が溶けて抽出される。抽出液をクロマトグラフィーすると，色素が分離して個別の色が確認できる。クロマトグラフィーはカラム，または薄層クロマトグラフィーが簡便である。

実験43　緑葉色素の抽出とカラムクロマトグラフィー

　ガラス管に緑葉色素を吸着する粉末を詰め（カラムという），色素混合液を上端に薄くのせ，色素を溶解する有機溶媒を流すと，色素はカラムへの吸着力と溶媒への溶解度に応じて，早く，あるいは遅くカラム内を移動する。適当な時に溶媒を流すのをやめれば，カラム内に薄い層となって色素が分離する。流し続ければ色素を分離採取できる。特定の色素を強く吸着する物質をカラムに何種類か重層すれば，それぞれの場所に色素が吸着されてとどまるので確認しやすい。

試料，試薬および器具

① ほうれんそう，あるいはその他の緑の濃い野菜，たとえばパセリ，ピーマン，ニラ，春菊など。10〔g〕
② メタノール
③ 石油ベンジン（ペンタン，ヘキサン，ヘプタンの混合物。ベンゼンではない）
④ ベンゼン
⑤ 活性アルミナ（酸化アルミニウム）
⑥ 炭酸カルシウム　$CaCO_3$
⑦ 乳糖（ラクトース）
⑧ 無水硫酸ナトリウム　Na_2SO_4
⑨ 直径1cmのガラス管

操　作

カラムの作製

　直径約1cmのガラス管を図5-1のように整形し，下端に脱脂綿を詰める。でき上がったガラス管を用いてもよい。このガラス管に活性アルミナ2cm，$CaCO_3$ 4cm，乳糖6cmを重層する。常に水平に均一に詰まるように管の外側を鉛筆などで軽く叩きながら詰める。Na_2SO_4 を5mm乗せる。できたカラムは吸引ビンに鉛直に立てておく。

緑葉色素の抽出と薄層クロマトグラフィー

　同じような分離を薄層クロマトグラフィーで行うこともできる。約10gの緑葉を少量のアセトン，海砂と共に乳鉢で磨砕してろ過し，ろ液を薄層の展開シート（シリカの市販品を1×10cm程度に切って使う）にスポットする。展開溶媒（トルエン：エタノール＝200：1）で展開し，上端から1cmくらいまであれば，とりだして溶媒先端位置と色素の位置に鉛筆でしるしをつけ，溶媒が乾くまで待つ。スポットの位置，色，大きさを正確に写生する。色素のスポットは数多く出る場合があるが，基本的なパターンは図のようになる。

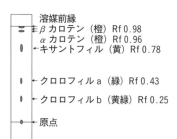

溶媒前縁
β カロテン（橙）Rf 0.98
α カロテン（橙）Rf 0.96
キサントフィル（黄）Rf 0.78

クロロフィル a（緑）Rf 0.43
クロロフィル b（黄緑）Rf 0.25
原点

色素の抽出と展開

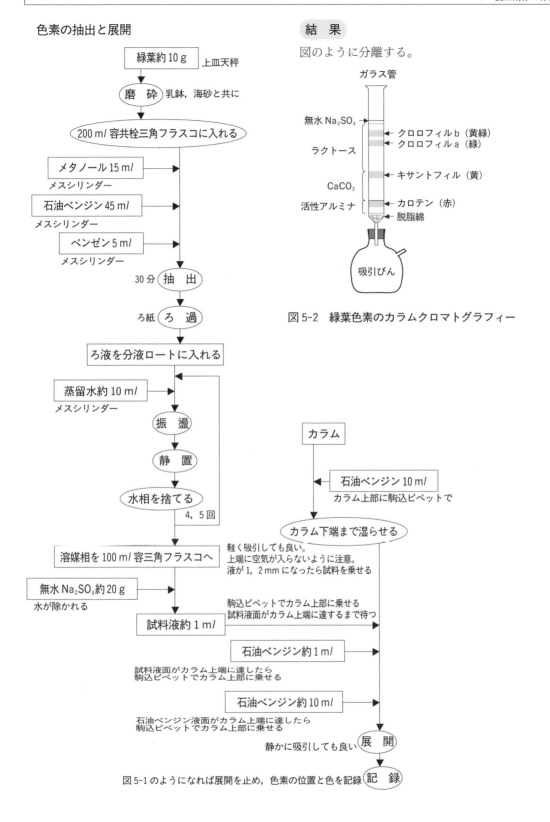

```
緑葉約10 g  上皿天秤
   ↓
 (磨 砕) 乳鉢,海砂と共に
   ↓
(200 ml 容共栓三角フラスコに入れる)
   ↓
メタノール15 ml → 
メスシリンダー
石油ベンジン45 ml → 
メスシリンダー
ベンゼン5 ml → 
メスシリンダー
   ↓
30分 (抽 出)
   ↓
ろ紙 (ろ 過)
   ↓
ろ液を分液ロートに入れる
   ↓
蒸留水約10 ml → 
メスシリンダー
   ↓
 (振 盪)
   ↓
 (静 置)
   ↓
(水相を捨てる) 4, 5回
   ↓
溶媒相を100 ml 容三角フラスコへ
   ↓
無水 Na₂SO₄約20 g → 
水が除かれる
   ↓
試料液約1 ml
```

結 果

図のように分離する。

ガラス管

無水 Na_2SO_4
ラクトース
$CaCO_3$
活性アルミナ

クロロフィルb（黄緑）
クロロフィルa（緑）
キサントフィル（黄）
カロテン（赤）
脱脂綿

吸引びん

図5-2 緑葉色素のカラムクロマトグラフィー

```
カラム
   ↓
石油ベンジン10 ml ← 
カラム上部に駒込ピペットで
   ↓
(カラム下端まで湿らせる)
```
軽く吸引しても良い。
上端に空気が入らないように注意。
液が1, 2 mmになったら試料を乗せる

駒込ピペットでカラム上部に乗せる
試料液面がカラム上端に達するまで待つ

石油ベンジン約1 ml

試料液面がカラム上端に達したら
駒込ピペットでカラム上部に乗せる

石油ベンジン約10 ml

石油ベンジン液面がカラム上端に達したら
駒込ピペットでカラム上部に乗せる

静かに吸引しても良い (展 開)
   ↓
図5-1のようになれば展開を止め,色素の位置と色を記録 (記 録)

実験 44　HPLC による茶類のカテキン類とカフェインの分離分析

　茶葉中に含まれるカテキン類はポリフェノールであり，抗酸化作用をはじめ数多くの生理機能が報告されている。またカフェインは植物アルカロイドで，興奮作用や利尿作用などが知られている。

　茶葉中のこれらの成分を HPLC で分離分析できる。

試　料

茶類（緑茶，ウーロン茶，紅茶など）

試　薬

① 　アセトニトリル（HPLC 用）

② 　85 ％リン酸

③ 　カテキン類標準品

④ 　カフェイン標準品

操　作

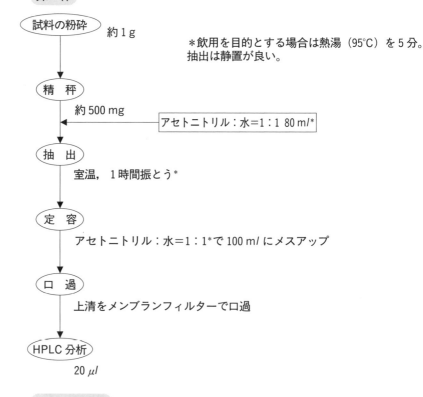

*飲用を目的とする場合は熱湯（95℃）を 5 分。抽出は静置が良い。

HPLC 条件例

カラム：Develosil ODS-HG-5　（4.6 mmφ×150 mm）（野村化学）

温度：40℃，流速 1 ml/min

検出波長：231 nm（カフェインは 274 nm の方が感度が良い）

溶離液

　A 液：水-アセトニトリル-85 ％リン酸(95.45：4.50：0.05，v/v/v)

　B 液：水-アセトニトリル-85 ％リン酸(49.95：50.00：0.05，v/v/v)

グラジエントプログラムは次のようにした。

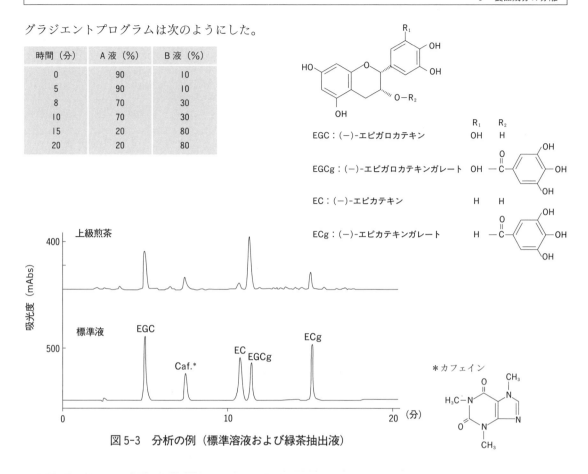

時間（分）	A液（%）	B液（%）
0	90	10
5	90	10
8	70	30
10	70	30
15	20	80
20	20	80

EGC：(−)-エピガロカテキン　　　　　　　　　OH　H

EGCg：(−)-エピガロカテキンガレート　OH

EC：(−)-エピカテキン　　　　　　　　　　　H　H

ECg：(−)-エピカテキンガレート　　　　H

図5-3　分析の例（標準溶液および緑茶抽出液）

上級煎茶：市販の上級煎茶を記載した方法で抽出・調製したクロマトグ
　　　　　ラム

標 準 液：カテキン類（4種）とカフェインを，各々10 mg/100 ml の
　　　　　濃度になるように，アセトニトリル-水（1：9，v/v）に溶
　　　　　かしたもの。

表5-2　茶類のカテキンとカフェインの定量例

茶 類	カテキン				総カテキン量	カフェイン量
	EGC	EC	EGCg	ECg		
蓮芯茶	9.6	1.8	3.2	3.6	18.2	2.8
蓮花茶（A社）	40.3	19.5	52.3	30.6	142.7	38.7
蓮花茶（B社）	28.2	15.9	68.9	39.9	153.0	39.1
蓮茶（C社）	47.5	18.4	54.9	26.6	147.5	34.0
蓮茶（D社）	23.6	17.2	59.1	38.0	137.8	36.5
ウーロン茶	87.9	9.9	51.0	10.1	158.9	24.8
紅茶	14.2	6.2	48.2	35.0	103.6	37.5
ジャスミン茶	24.4	8.4	52.3	21.2	106.3	27.5
八女煎茶	45.5	9.2	59.1	11.6	125.4	36.7
静岡煎茶	65.4	11.7	66.3	15.3	158.7	29.7

単位は mg/g（茶葉の粉砕物）

5-4　ビタミン B₂ の分離

ビタミンの分析では分析手法として HPLC（高速液体クロマトグラフィー）が用いられる。液体クロマトグラフィーは物質を分離する代表的な手法であり，その原理も様々なものがある。

実験 45　カラムクロマトグラフィーによるビタミン B₂ の分離

本実験では，セルロースを用いたカラムクロマトグラフィーによりビタミン B₂ を分離する。今回の条件では，ビタミン B₂ より疎水性の成分が先に溶出する。

試薬と試料

① セルロース：カラムクロマトグラフィー用。

② 溶離液：2-プロパノールと水を 2：1 の割合で混合する。

③ 緑色飲料試料：黄色のリボフラビン（ビタミン B₂）溶液と青色のブリリアントブルー FCF（食用青色 1 号）溶液を混合し，メロンジュースのような緑色溶液を調製する。

操 作

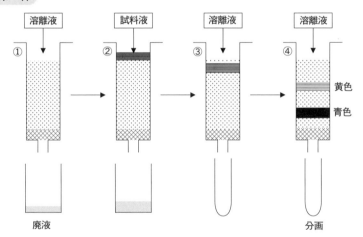

① ポリプロピレン製 5 ml シリンジ（注射器）の外筒に脱脂綿（底に敷く程度）を詰め，セルロースを 5 ml の線まで入れた後，溶離液 15 ml を流す。

② セルロース上部が露出したところで緑色溶液を 1 ml 添加する。

③ セルロース上部が露出したところで溶離液を流す。

④ 1 ml ごとに試験管を交換し，分画物を得る。

6　食品成分の変化

　食品成分の変化のうち，コントロールしにくいものは食品の色が常温
で褐色になる変化（褐変）と油脂の自動酸化である。

　常温における褐変には酵素（ポリフェノールオキシダーゼ）の働きに
よるものと，糖とアミノ酸の化学反応（アミノカルボニル反応，あるい
はメイラード反応という。常温では反応時間が長い）によるものがあ
る。いずれも生成したポリカルボニル化合物（カルボニル基 $>C=O$ を
分子内に多数持っている分子）が縮重合して長い共役二重結合ができる
ことによる褐変である。高温ではアミノカルボニル反応，カラメル化反
応などの褐変が起る。

　油脂の自動酸化は，二重結合を持つ脂肪酸に酸素が付加して過酸化油
脂を生ずることから始まり，最終生産物として悪臭物質（オフフレーバ
ー，過酸化油脂の分解による）と粘稠物質（過酸化油脂の縮重合によ
る）を生じ，油脂の劣化の最大原因となる。

6-1　酵素による褐変

　植物性食品は細胞内に多かれ少なかれフェノール性化合物とそれを酸
化する働きをもつ酵素を含んでいる。細胞が生きている間は細胞膜によ
って酸素の出入りが制御されているから，酸化酵素は働かない。切断や
すり潰しで細胞が壊れると，酸素が接近できるので，酵素はフェノール
から水素を抜き取って酸素に渡し，あとにキノン（カルボニル化合物）
を残す。右のカテコールから o-キノンを生ずる反応はその一例である。
キノンが多くなると縮重合して長い共役二重結合を持った褐色物質が生
ずる。これが酵素による褐変現象である。したがって褐変を防ぐために
は酵素を失活させるか酸素を遮断するなどの方法をとればよい。キノン
は還元剤でフェノールに戻るので，ビタミンＣのような還元剤を加え
ておくのも有効である。

カテコール

酵素

O-キノン

実験 46　酵素によるりんごジュースの褐変

　同一品種のりんごを半分に切ったものを6個用意する。それらをフローシートの条件でミキサーにかける。時間は試料が十分に細砕されるまでとし，すべて同じ時間。ジュースをビーカーにとり色を観察する。褐変すれば酵素が働いたのである。

試料，試薬と器具

① りんご：国光，紅玉などの小さいもの3個。品種によっては酵素力が弱いものがある。

② 1％食塩　NaCl

③ 5％クエン酸　$CH_2(COOH)CH(COOH)CH_2(COOH)$

④ 0.2％炭酸水素ナトリウム　$NaHCO_3$

⑤ 5％アスコルビン酸（ビタミンC）

⑥ ミキサー　実験室用でも家庭用でもよい

⑦ 電子レンジ

操　作

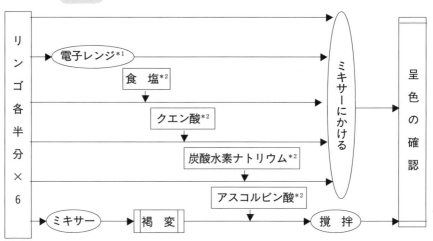

＊1　リンゴと同重量の水が約80℃になる時間
＊2　リンゴ重量の約1％を少量の水に溶解しておく

酵素的褐変の防止について

　酵素的褐変には，酸素・酸化酵素・基質の3者の存在が必要であるから，褐変を防止するには，そのうちの1つでも除去するか，酵素を阻害すれば良い。実用上有効なのは，加熱処理，いわゆるブランチングである。たとえば，果実や野菜の加工中に蒸煮加熱し，酵素を不活性化させる。ポリフェノールオキシダーゼの阻害剤としては，二酸化硫黄，亜硫酸塩，食塩などが利用されている。至適 pH は6〜7なので，クエン酸などの有機酸やアスコルビン酸で pH を3以下にすることによって作用を抑える方法もある。アスコルビン酸のような還元剤を添加することによって，ポリフェノールをキノン型からフェノール型に還元し，褐変反応を遅らせることが可能である。

6-2　非酵素的褐変

　食品における代表的な非酵素的褐変は，食品成分のアミノ基とカルボニル基との化学反応から起こるアミノカルボニル反応である。アミノ基を持つ化合物としてはアミノ酸（または，たんぱく質）が，カルボニル基を持つ化合物としては還元糖が一般的である。発見者の名前からメイラード反応とも呼ばれる。また，糖だけの化学反応で起こる非酵素的褐変はカラメル化と呼ばれる。これらの反応は高分子褐色色素を生成する反応として有名であるが，それ以外にも様々な化合物が生成し，食品の色と香りに深く関わっている。

実験 47　糖とアミノ酸の成分間反応

試薬と試料

①　0.1 M 糖溶液：グルコースとキシロースを，それぞれ水に溶解し，メスアップする。

②　0.1 M アミノ酸溶液：グリシン，リジン，アルギニン，バリン，ロイシン，フェニルアラニン，メチオニン，シスチンを，それぞれ水に溶解し，メスアップする（シスチンのみ 0.01 M とする）。

③　0.2 M リン酸緩衝液（pH 7.0）：0.2 M リン酸二水素ナトリウム溶液と 0.2 M リン酸水素二ナトリウムを調製し，両者を pH 7.0 になるよう混合する（pH メーターを使用）。

操　作

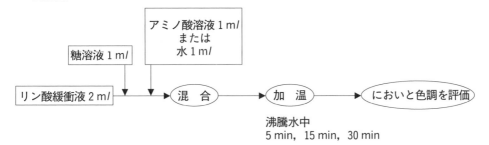

検　討

①　褐変と香気の生成において，六炭糖（グルコース）と五炭糖（キシロース）では，どちらが反応しやすいか？また，どのアミノ酸が反応しやすいか？

②　それぞれの糖とアミノ酸の組み合わせによって生成する香気には，どのような特徴があるか？

6-3　油脂の酸化の経時的変化

　二重結合が多い油脂（常温で液状）は光エネルギーを受けて酸化が始まり，一度始まると酸素が存在する限り常温でも自動的に酸化が進行する。この酸化を自動酸化という。自動酸化の生成物は過酸化油脂で，過酸化油脂の濃度が高くなると自動酸化は収束に向かうが，このときには既に油脂は酸敗している場合が多い。酸敗した油脂には，過酸化物の分解物による悪臭，過酸化物の縮重合による粘度の増加が見られる。

　過酸化油脂とヨウ化カリウムを混合すると，過酸化水酸基（R—OOH）1モルにつき1モルのI_2が生ずるので[*1]，そのI_2をでんぷんを指示薬としてチオ硫酸ナトリウムで滴定する[*2]（2章23ページ参照）。

*1　$R-OOH + 2\,KI$
　　$\rightarrow\ R-OH + I_2 + K_2O$
*2　$I_2 + 2\,Na_2S_2O_3$
　　$\rightarrow\ 2\,NaI + Na_2S_4O_6$

実験48　油脂の酸化

試料と試薬

① 　大豆油　試料（S_0）　冷暗所に保存したもの。太陽光曝露時間0〔hr〕

　　　　　　試料（Si）　ビーカーに1〔cm〕程度の深さまで入れた大豆油を，ふたをしないで太陽光に2〜10時間曝したもの。曝露時間を3，4種類つくるとよい。添え字iは太陽光曝露時間。あらかじめ作り置く場合は，酸化した油を減圧脱気したのち，ビンの口まで入れて密栓して冷暗所に保存する。

② 　氷酢酸　CH_3COOH

③ 　クロロホルム　$CHCl_3$

④ 　濃塩酸　HCl

⑤ 　飽和ヨウ化カリウム　蒸留水にKIを結晶が残るまで溶解（水重量の1.5倍が目安）。使用時調製。

⑥ 　0.01 N-重クロム酸カリウム　$K_2Cr_2O_7$約0.5〔g〕を精秤して（Wとする）1〔l〕の水に溶解する。ファクター$F' = W/0.49033$（重クロム酸カリウムは1モルが6グラム当量。0.49033は0.01/6モルのグラム数）。

⑦ 　1%でんぷん溶液　でんぷんを少量の蒸留水に分散しておき，沸騰蒸留水中にいれて溶解する。

⑧ 　0.01 N-チオ硫酸ナトリウム　2.5〔g〕$Na_2S_2O_3 \cdot 5\,H_2O$と0.2〔g〕Na_2CO_3を蒸留水1〔l〕に溶解する。0.01 N重クロム酸カリウムで標定する。

標定は以下のように行う（2章24ページ参照）。

200 ml共栓三角フラスコに0.01 N-重クロム酸カリウム（ファクタ

ーF') 10 ［ml］，濃塩酸 5 ［ml］，飽和ヨウ化カリウム 0.5 ［ml］をい
れ，栓をして静かに振り混ぜたのち約 10 分間暗所に静置する。蒸留水
50 ［ml］をいれ，0.01 N-チオ硫酸ナトリウムで滴定。液の色が薄黄色
になったら 1 ％でんぷん溶液数滴をいれ，滴定を続ける。ヨウ素でんぷ
ん反応の黒色が消えた点（液の色は緑）が終点。滴定値 A ［ml］。別に
0.01 N 重クロム酸カリウム 10 ［ml］だけを除いたものを同様に滴定す
る。終点の色は無色。滴定値 B ［ml］。B は 0 ［ml］に近いので最初
からでんぷん溶液を入れておく。

0.01 N チオ硫酸ナトリウムのファクター　$F = 10F'/(A - B)$

操 作

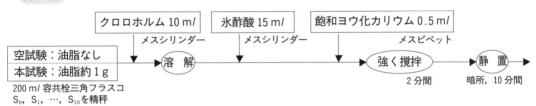

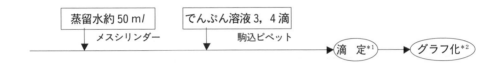

計 算

　過酸化物価（peroxide value）［meq/kg-oil］は 1 kg の油脂の中に
どれだけ当量の過酸化水酸基があるかを示す値で，次のようにして求め
る。式中，A，B は本試験，空試験の滴定値 ml，$0.01 \times F \times (A - B)$ は過酸化水酸基のミリ当量数，$\times 1000$ は 1 g 当たりを 1 kg 当りに
なおす係数。

$$過酸化物価 ［meq/kg］ = 0.01 \times F \times (A - B) \times 1000/S$$
$$= 10F(A - B)/S$$

一般的には以下のような価の変化のグラフが得られる。

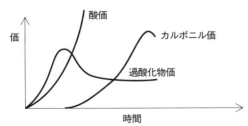

図 6-1　油脂の酸化の経過時間と酸化指標の価
試験紙で簡便に価がわかる。[3]

*1　0.01 N-チオ硫酸ナトリウムで滴定する。
　ヨウ素でんぷん反応の青黒色がなくなり，無色（透明，あるいは白濁する）になった点が終点。四塩化炭素相の遊離ヨウ素が水相に移るようによく撹拌する。

*2　横軸に太陽光曝露時間，縦軸に過酸化物価

*3　酸価，過酸化物価ともに試験紙が発売されており，短時間に簡便に価がわかり，現場で使われている。

7　食品の品質検査および官能検査

　食品の品質に関わるものとして，風味やテクスチャー，色沢や形状，新鮮性，そして健全性があげられる。健全性とは安全性や栄養性はもちろんのこと，嗜好性や利便性，そして生理機能性が備わっているかということである。それらの評価により価格が決まってくる。そのために一次農産物にしろ加工食品にしろ品質の基準や規格があり，それをチェックする手段が品質検査（評価）や鑑別である。

　ここでは特に，油脂の化学的試験法，こめ，牛乳，卵，魚肉の鮮度検定法，そして官能検査による方法を示す。

7-1　油脂の化学的試験法

　油脂は脂肪酸とグリセリンのエステルであり，油脂の性質はグリセリンと結合している脂肪酸の種類や結合位置などにより左右されている。また，油脂は保存状態や使用状況によっては，酸敗や変敗が起こり，食品としての価値が低下するばかりでなく，人体にとって有害である。

　油脂の性質を知るための化学的試験法には，ケン化価，ヨウ素価，酸価，過酸化物価，TBA価，カルボニル価などがある。

　ケン化価は脂質を構成する脂肪酸の分子量の大小を示し，ヨウ素価は不飽和脂肪酸の含量を表し，不飽和度の大小を示すものである。これらはそれぞれの種類の油脂特有の性状を示すものであり，同一原料の油脂であればほぼ一定の値を示す。これらを化学的特数という。それに対し，酸価，過酸化物価，TBA価，カルボニル価は油脂の酸敗や変敗の程度を示す。このように油脂特有でない性状を示す数値を変数とよぶ。

(1)　酸　　価（acid value, A.V.）

　酸価とは油脂1g中の遊離脂肪酸を中和するのに要する水酸化カリウムのmg数をいう。酸価は油脂の精製の程度，保存状態や加熱による変敗の程度を表す指標であり，油脂および油脂を含む食品の品質判定の目安となる。

実験49　油脂の酸価

　本試験の反応式は次のようである。

$$R\cdot COOH + KOH \longrightarrow RCOOK + H_2O$$

試　薬

① 0.1N水酸化カリウム・エタノール溶液：KOH 6.4gをビーカーにとり，できるだけ少量の純水に溶かし，95％エタノールを加えながら1*l*メスフラスコに移し全量を1*l*とする。2〜3日放置後ろ過し，0.1Nシュウ酸標準液で滴定し，力価を求めておく。

② 中性エーテル・エタノール混液：1：1または2：1の混液を調製し，使用直前にフェノールフタレイン・エタノール溶液を数滴滴下し，0.1N KOH・エタノール溶液で中和する。

③ 1％フェノールフタレイン・エタノール溶液

操　作

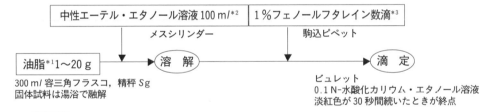

中性エーテル・エタノール溶液 100 m*l*[*2]	1％フェノールフタレイン数滴[*3]
メスシリンダー	駒込ピペット

油脂[*1]1〜20g
300 m*l*容三角フラスコ，精秤 *S*g
固体試料は湯浴で融解

→ 溶　解 → 滴　定

ビュレット
0.1N-水酸化カリウム・エタノール溶液
淡紅色が30秒間続いたときが終点

計　算

　酸価は次の式で算出する。

$$\text{酸価 (A.V.)} = 5.611 \times a \times F/S$$

　　a：0.1N水酸化カリウム・エタノール溶液の滴定値［m*l*］

　　F：0.1N水酸化カリウム・エタノール溶液の力価

　　S：試料採取量［g］

　　5.611：0.1N水酸化カリウム・エタノール溶液1m*l*中に含まれるKOHのmg数

表7-1　酸価測定試料の採取量

酸　価	1以下	1〜4	4〜15	15〜75	75以上
試料採取量（g）	20	10	2.5	0.5	0.1

*1　油脂の酸価の測定においては，試料に無機酸が混入しているかどうか，あらかじめ確認しておく。試料に約2倍量の純水を加え，加温しながら振り混ぜた後，メチルオレンジ指示薬を加える。無機酸が存在しているときは赤変する。

*2　溶剤のエーテルやエタノールの取り扱いには特に注意を要する。これらは揮発性，引火性が大きく，また多量の蒸気の吸入で中毒を起こす危険もある。

*3　試料の油脂が着色している場合の指示薬は，フェノールフタレインではなくアルカリブルー6Bまたはブロムチモールブルーを用いる。

(2) 過酸化物価 (peroxide value, POV)

過酸化物価とは試料にヨウ化カリウムを加えたとき遊離するヨウ素をチオ硫酸ナトリウムで滴定し，試料1kgに対するミリグラム当量数で表した数値であり，油脂の初期段階での酸化変敗の程度を示す数値である。

一般に過酸化物価は，油脂の酸敗とともに大きくなるが，最高値に達したあと次第に減少する。また油脂を加熱すると過酸化物は減少し，水分の多い食品などは経時的に増減がみられる。

$$-CH_2-\underset{\substack{|\\ OOH \\ \text{過酸化物}}}{CH}-CH=CH- + 2KI \longrightarrow CH_2-\underset{\substack{|\\ OH}}{CH}-CH=CH- + I_2 + K_2O$$

$$I_2 + 2Na_2S_2O_3 \xrightarrow{\text{でんぷん指示薬}} Na_2S_4O_6 + 2NaI$$

試薬 操作 計算 は「6-3 油脂の酸化」（112, 113頁）を参照。

表7-2 過酸化物価測定試料の採取量

過酸化物価	1以下	1〜10	10〜50	50以上
試料採取量 (g)	10	5〜10	1〜5	0.5〜1

(3) ケン化価 (saponification value, S.V.)

ケン化価とは，油脂1gを完全にケン化するのに要する水酸化カリウムのmg数をいう。ケン化価は，油脂中の可ケン化物量およびその油脂の構成脂肪酸分子量の大小を知る指標である。

ケン化価はそれぞれの油脂特有の数値であるが，酸価の高い油脂では水酸化カリウムが中和のために一部消費されるため，エステルの分解に使用された水酸化カリウム量が総消費量より小さいことがあるので，ケン化価より酸価を差引いた値を特にエステル価（ester value）と呼んで区別する。

1) 油脂の組成と構造

天然油脂の主成分は1分子のグリセリンと3分子の脂肪酸が縮合反応で結合し，3分子の水を失って生成したエステル（トリグリセリド）である。

$$\begin{matrix} CH_2OH \\ | \\ CHOH \\ | \\ CH_2OH \end{matrix} + 3R\cdot COOH \longrightarrow \begin{matrix} CH_2O\cdot OCR_1 \\ | \\ CHO\cdot OCR_2 \\ | \\ CH_2O\cdot OCR_3 \end{matrix} + 3H_2O$$

2) 油脂のケン化

トリグリセリド（油脂）を水酸化カリウムのようなアルカリで加水分解すると次のような3分子の脂肪酸のアルカリ塩と1分子のグリセリンを生成する。

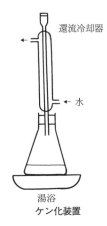

還流冷却器

水

湯浴
ケン化装置

$$
\begin{array}{l}
\mathrm{CH_2O \cdot OCR_1} \\
| \\
\mathrm{CHO \cdot OCR_2} \\
| \\
\mathrm{CH_2O \cdot OCR_3}
\end{array}
\quad + \quad 3\,\mathrm{KOH} \longrightarrow
\begin{array}{l}
\mathrm{CH_2OH} \\
| \\
\mathrm{CHOH} \\
| \\
\mathrm{CH_2OH}
\end{array}
\quad + \quad 3\,\mathrm{R \cdot COOK}
$$

実験50　油脂のケン化価

試　薬

① 0.5 N 塩酸（HCl）標準溶液：塩酸（HCl）45 ml を純水に加えて 1 l とする。力価を求めておく。

② 0.5 N 水酸化カリウム・エタノール溶液：水酸化カリウム 32 g を少量の純水で溶解し 95 ％エタノールを加えて 1 l とする。2〜3 日放置後ろ過する。

③ 1 ％フェノールフタレイン・エタノール溶液

器　具

ケン化用フラスコ（200〜300 ml 三角フラスコ）

還流冷却器

操　作

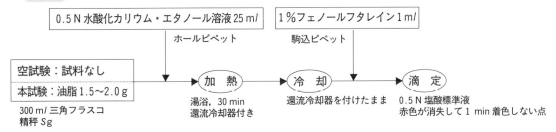

0.5 N 水酸化カリウム・エタノール溶液 25 ml ── ホールピペット

1 ％フェノールフタレイン 1 ml ── 駒込ピペット

空試験：試料なし

本試験：油脂 1.5〜2.0 g

300 ml 三角フラスコ　精秤 S g

加熱 → 冷却 → 滴定

加熱：湯浴，30 min　還流冷却器付き

冷却：還流冷却器を付けたまま

滴定：0.5 N 塩酸標準液　赤色が消失して 1 min 着色しない点

計　算

$$
ケン化価 = 28.05 \times (b - a) \times F/S
$$

a：本試験の 0.5 N 塩酸標準溶液の滴定値〔ml〕

b：空試験の 0.5 N 塩酸標準溶液の滴定値〔ml〕

F：0.5 N 塩酸標準溶液の力価

S：試料採取量〔g〕

28.05：0.5 N 塩酸標準溶液 1 ml に相当する水酸化カリウムの mg 数

参　考

ケン化価から平均分子量（M）がわかるが，一般の油脂は以下の式がなりたつ。

$$
ケン化価 = 3 \times \underset{\text{KOH の質量}}{56.1} \times \underset{\text{1g 中のモル数}}{\frac{1}{M}} \times \underset{\text{g → mg}}{1000}
$$

(4) **ヨウ素価**（iodine value）

ヨウ素価とは，油脂 100 g に吸収される一塩化ヨウ素（ICl）の量を
ヨウ素分子（I_2）に換算して g 数で示したものである。ヨウ素は油脂中
の不飽和結合の部分に付加されるので，油脂中の構成脂肪酸の不飽和度
に比例する数値である。ヨウ素価の高い油脂ほど不飽和脂肪酸を多く含
有することを示し，ヨウ素価は油脂の種類，水素添加の状態，加熱劣化
度などの判断の指標になる。

実験 51　油脂のヨウ素価

ヨウ素価測定には多種類の方法があるが，ここではもっとも一般的に
用いられるウィイス（Wijs）法について述べる。

ウィイス法

油脂に過剰の一塩化ヨウ素を加えて反応させると，油脂の二重結合部
に塩化ヨウ素は付加する。その後残存する未反応の一塩化ヨウ素をヨウ
化カリウムで分解し，遊離するヨウ素をチオ硫酸ナトリウムで滴定す
る。空試験との差を求めれば，吸収された一塩化ヨウ素に相当するヨウ
素の量として求められる。

$$
\underset{\text{油脂}}{-CH=CH-} + \underset{\text{使われる一塩化ヨウ素}}{ICl} \xrightarrow{\text{付加の反応}} \underset{\substack{|\ \ \ |\\ I\ \ \ Cl}}{-CH-CH-}
$$

$$
\underset{\text{残存する一塩化ヨウ素}}{ICl} + \underset{\text{ヨウ化カリウム}}{KI} \longrightarrow KCl + I_2
$$

$$
\underset{\text{でんぷん指示薬}}{2\,Na_2S_2O_3 + I_2} \longrightarrow 2\,NaI + Na_2S_4O_6
$$

試　薬

① 1％でんぷん溶液：可溶性でんぷん 1 g に純水 100 ml を加えて
煮沸溶解後，ろ過し冷暗所に保存する。

② 10％ヨウ化カリウム溶液：ヨウ化カリウム（KI）10 g を純水に
溶解し 100 ml とする。黄変しやすいので使用直前に作る。

③ 0.1 N 重クロム酸カリウム（$K_2Cr_2O_7$）標準溶液：粉末にした特
級重クロム酸カリウムを 110～120℃で 3～4 時間乾燥する。この
4.9033 g を精秤し純水で溶解して 1 l とする。

④ 0.1 N チオ硫酸ナトリウム（$Na_2S_2O_3$）標準溶液：チオ硫酸ナト
リウム（$Na_2S_2O_3 \cdot 5\,H_2O$）25 g を純水に溶解して 1 l とする。標
定して力価を求めておく。

⑤ 四塩化炭素（CCl_4）：水および不純物を含んでいないもの。

⑥ ウィイス液：三塩化ヨウ素（ICl_3）（腐食性ガスを発生するので
精密天秤，電子天秤類の使用は不可。上皿天秤で秤取する。さら
に，皮膚に触れないように注意する）7.9 g とヨウ素（I_2）8.9 g を

別々のフラスコに採取し，それぞれ特級氷酢酸を加え加温溶解し，冷却両液を混合しさらに氷酢酸を加えて全量を1 *l* とする。褐色ビンに密栓し，冷暗所に保存する（ウィイス液調製操作はなるべくドラフト内で行なう）。調製済みの市販品を用いると便利である。

操　作

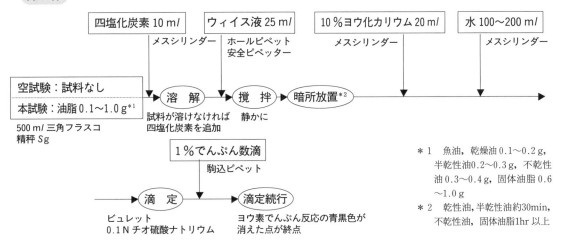

計　算

ヨウ素価は次の式で算出する。

$$\text{ヨウ素価 (I.V.)} = (b - a) \times F \times 0.01269/S \times 100$$

a：本試験の 0.1 N チオ硫酸ナトリウム標準溶液の滴定値 [m*l*]

b：空試験の 0.1 N チオ硫酸ナトリウム標準溶液の滴定値 [m*l*]

F：0.1 N チオ硫酸ナトリウム標準溶液の力価

S：試料採取量 [g]

0.01269：0.1 N チオ硫酸ナトリウム標準溶液 1 m*l* に相当するヨウ素の g 数

参　考

ヨウ素価は油脂の不飽和度を示すが，油脂の平均分子量（M）と二重結合のモル数（n）とヨウ素価は以下の対応関係が成り立つ。

$$M : n \times 2 \times \underset{\text{ヨウ素原子の質量}}{126.9} = 100 : \text{ヨウ素価}$$

表7-3　油脂の融点，ヨウ素価，けん化価，構成脂肪酸

油　　脂	融点(℃)	ヨウ素価	けん化価	主な構成脂肪酸(多い順)
乳脂肪	20〜30	25〜 47	210〜245	パルミチン酸, オレイン酸, ミリスチン酸
豚　脂	28〜48	46〜 70	193〜202	オレイン酸, パルミチン酸, ステアリン酸
牛　脂	45〜50	25〜 60	190〜202	オレイン酸, パルミチン酸, ステアリン酸
大豆油	−20〜 0	123〜142	188〜196	リノール酸, オレイン酸, パルミチン酸
とうもろこし油	−20〜 0	103〜130	187〜198	リノール酸, オレイン酸, パルミチン酸
綿実油	− 5〜 5	102〜120	189〜199	リノール酸, パルミチン酸, オレイン酸
なたね油	−20〜 5	95〜127	167〜180	オレイン酸, リノール酸, リノレン酸
オリーブ油	0〜 6	80〜 85	190〜195	オレイン酸, リノール酸, パルミチン酸
パーム油	27〜50	43〜 59	196〜210	パルミチン酸, オレイン酸, リノール酸
いわし油	− 4	163〜195	188〜205	パルミチン酸, DHA, IPA（EPA）

「日本食品脂溶性成分表」より

⑸　カルボニル価（carbonyl value, C. V.）

　カルボニル価とは，油脂1kg中に含まれるカルボニル化合物の量を mg当量で示した値で，油脂の酸敗の程度を知る指標となる。油脂が酸化されると，一次酸化生成物である過酸化物が生成するが，過酸化物は不安定で分解し，二次生成物である揮発性アルデヒド，ケトン，不揮発性ケト酸，ケトグリセリドなどが生成する。これらカルボニル化合物の量がカルボニル価に反映する。

実験52　油脂のカルボニル価

試　薬

　①　0.05％2,4-DNPH溶液：2,4-DNPH（2,4-ジニトロフェニルヒドラジン）100mgを1％塩酸に溶解して200mlにする。

　②　8％KOH n-ブタノール溶液：KOH 40gをn-ブタノールに溶解し500mlにする。

　③　ブタノール

　④　2-デセナール*（検量線作成用として使用）

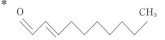

操　作

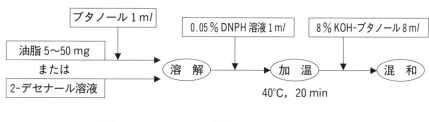

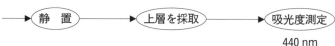

計　算

　2-デセナールのデータから回帰直線（検量線）を作成し，回帰式を求める。回帰式に試料のデータを代入し，カルボニル量を算出する。油脂1g当たりに換算したカルボニル量（μmol）をカルボニル価とする。

$$カルボニル価（CV）= \frac{カルボニル量（\mu mol）}{油脂の量（mg）} \times 1000$$

7-2　こめ，牛乳，鶏卵，魚肉の鮮度検定法

こめは衛生上問題になることは少ないが，保存中に変質することがある。

こめの外皮や胚芽にはアミラーゼ，リパーゼ，パーオキシダーゼなど種々の酵素が存在するが，水分を吸収したり，温度が高くなると，酵素の働きが活発になり，変質や鮮度低下をもたらす。

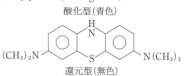

* エオシンB　酸性色素

細胞質，細胞間質を赤く染める

実験 53　こめの精白度および鮮度検定

1)　精白度検定

試 薬

NMG試薬（エオシンとメチレンブルーの混合色素液）：市販品のNMG試薬に等量のメタノールを加える。

操 作

結 果

玄米には果皮と種皮があり全体に青緑色を呈しており，粒によって色の程度が異なる。精白米は全体に淡青色を呈するが，ぬか層が残っていたり胚芽が残っている部分は青緑色になり，1粒の表面に青緑，青，淡青色の部分が観察される。醸造用米はでんぷん質だけなのでやや赤みがかってみえる。

* メチレンブルー

酸化型（青色）

還元型（無色）

```
                          NMG 試薬約 5 ml
                          駒込ピペット
         3回                  ↓              3回
玄米                                                     ろ紙上で
精白米  各約1g →水 洗→シャーレ→振り混ぜる→水 洗→水切り→呈色の比較
醸造用米                に入れる                ビーカー
  試験管                           30秒
```

2)　鮮度検定

a)　グアヤコール反応

試 薬

① 1％グアヤコール水溶液：グアヤコール原液を水で100倍にする。

② 1％過酸化水素水：濃度30％のものは水で30倍にする。市販のオキシドールならばそのままで良い。

* グアヤコール
　（o-メトキシフェノール）

操 作

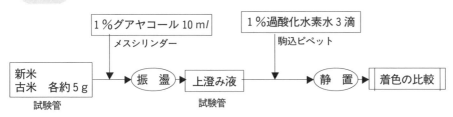

```
         1％グアヤコール 10 ml        1％過酸化水素水 3 滴
         メスシリンダー               駒込ピペット
            ↓                           ↓
新米                                                  着色の比較
古米  各約5g →振 盪→上澄み液→            静 置→
  試験管          試験管
```

結果

新米はパーオキシダーゼ活性があるので，グアヤコールが過酸化水素の存在下で赤色のテトラグアヤコールに変化する。古米はパーオキシダーゼ活性がないので着色しない。

b) パーオキシダーゼ活性測定

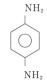

*1

試薬

① 1％パラフェニレンジアミン*¹水溶液

② 1％グアヤコール水溶液

③ 1％過酸化水素水

操作

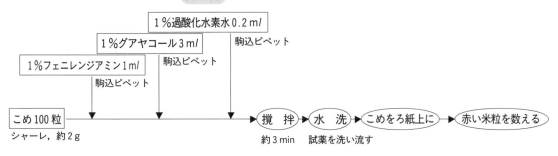

結果

100 粒中の発色数が 80 以上であれば，鮮度は上と判断できる。79〜50 ならば鮮度は中，49 以下なら下と判断する*²。

*2 収穫直後から梅雨の頃までは発色数は 80 以上であるが，それ以降通常の保存条件では発色数が急激に減少する。品種，産地，栽培条件などの違いで，発色数の減少の仕方は一定しない。

3) 酸性度判定

米粒の pH は酸化が進めば低下するので，酸性度を調べることにより，米が新しいか古いかの判定の指標になる。こめ全体については浸出液の着色度で判定でき，混入率を判定したい時は，試薬の濃度を高めて粒ごとの着色の程度をみれば良い。

*3 メチルレッド（MR）

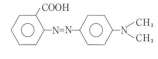

試薬

メチルレッド*³0.1 g，ブロムチモールブルー*⁴0.3 g をエタノール150 m*l* に溶解してから蒸留水で 200 m*l* とし原液とする。原液と蒸留水とを 1：50 の割合で混合して使用液とする。

*4 ブロムチモールブルー（BTB）

操作

ⅰ）　こめ全体についての判定

結　果

新しいこめは液が緑色であるが，酸化が進むほど液の色が黄色から橙色になる。

ⅱ）　混入率の判定

試　薬

原液と蒸留水とを1：4の割合で混合し，その液にアルカリ液を滴下して黄緑色に調整し使用液とする（緑色までにはしない）。

操　作

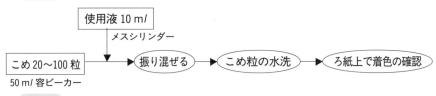

結　果

酸化の進行に伴い，米粒が緑色から黄色，橙色となっていく。色の違う米粒数から混入率を計算できる。

4）　うるちともちの判別

試　薬

ヨウ素ヨウ化カリウム溶液：ヨウ化カリウム10 gを100 ml容ビーカーに入れ，蒸留水10 mlで溶解する。次にヨウ素5 gを加えて完全に溶けてから，蒸留水100 mlを加えて混和し原液とする。使用時に蒸留水で5倍に希釈して使用する。

操　作

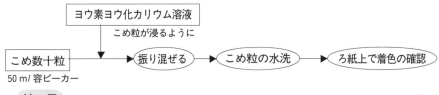

結　果

もち米は赤褐色に，うるち米は紫色に呈色する。

実験 54　牛乳の鮮度検定

　植物性食品に比べて動物性食品は一般に鮮度の低下は早い。それだけに迅速な鮮度検定法が望まれる。ここでは特に牛乳と鶏卵について取り上げる。鮮度に関する検査項目は細菌学的検査と化学的検査に大別できるが，化学的検査の代表的なものについて触れる。

1)　酸度の測定

　牛乳の pH は通常 6.6～6.8 で，フェノールフタレインを滴下しても色はつかずにアルカリ性とはいえない。この酸度は主にたんぱく質やリン酸塩などによるもので，自然酸度という。一方，搾乳後に細菌の作用で主に乳酸の生成によって酸度が上昇するが，これを発生酸度という。牛乳の酸度は両酸度の和である全酸度により表わされるが，これを滴定酸度あるいは単に酸度という。

　牛乳・乳製品の酸度は乳酸として何％と表示されるが，これは中和に要したアルカリがすべて乳酸を中和するのに用いられたと仮定しており，実際には酸性物質の総量を中和している。[*1]

＊1　実験レポート(例)を参照

2)　アルコール試験

　酸度の上昇した牛乳においてはエタノールの脱水作用により凝固物を生成するが，これを利用した試験法がアルコール試験である。

　70 ％（v/v）エタノール 2 ml を小型ペトリ皿にとり，2 ml の試料を加えて混和する。沈殿物または凝固物が生じるものは酸度 0.21 ％以上の古い牛乳と判定される。

3)　レサズリン試験

＊2　レサズリン

　レサズリン[*2]は細菌の生産するレダクターゼ（還元酵素）により還元されるが，還元の程度により色調が青紫色から紅色を経て無色に変化する。その色調により牛乳の細菌学的品質が推定できる。

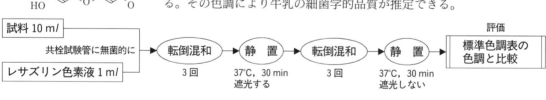

表 7-4　レサズリン試験の評価

段　階	0	1	2	3	4	5
色　調	青紫	淡紫	紅紫	紅	淡紅	白
細菌学的品質	優	良	やや良	不良	不良	不良

実験 55 鶏卵の鮮度検定

1) 比重の測定

新鮮な卵の比重は1.08〜1.09であり，古くなるにしたがい1日0.0017〜0.0018前後減少してくる。比重が鮮度の1つの目安になる。

方 法

10％食塩水（比重1.073）および11％食塩水（比重1.081）の中に卵を入れて浮き沈みの程度を観察する。

結 果

塩水の中に入れた時，横になるのが新しく，古くなるほど卵が立ってくる。11％食塩水中で沈む卵は比重が1.081以上で新鮮であると判断できる。11％食塩水で浮き，10％食塩水中で沈む卵はやや新鮮（比重1.073〜1.081の間）である。10％食塩水中で浮く卵は比重が1.073以下で，古い卵，つまり腐敗に傾いたものと判断できる。

2) 割卵による判定

割卵してガラス板上に落とし，卵黄の色，胚盤の胚子発育の有無，血管の有無，卵白の色，風味，においなどを調べる。

①卵白の品質

ⅰ）濃厚卵白および水様卵白の割合：産卵直後は6：4であるが，古くなるにつれて，濃厚卵白の粘度が低下して水様卵白の比率が増える。

ⅱ）卵質指数[1]：濃厚卵白の高さと卵の重さから決める評点法である。

$$卵質指数 = 100 \log (H - 1.7 W^{0.37} + 7.6)$$

$$H：濃厚卵白の高さ，\quad W：卵の重さ$$

新鮮卵は卵質指数が86〜90である。古くなると低くなる。

ⅲ）卵白係数：濃厚卵白の高さを，卵白の広がりの平均直径で割った値で，新鮮卵は0.14〜0.17であり，古くなるに従い値が低くなる。

ⅳ）pH：新鮮な卵白のpHは7.6前後であり，古くなるに従いpHは高くなる。

②卵黄の品質

ⅰ）卵黄係数：卵黄の高さを卵黄の直径で割った値で，新鮮卵は0.36〜0.44である。古くなるに従い値は小さくなる。

ⅱ）pH：新鮮な卵黄のpHは6.2前後であり，古くなるに従いpHは高くなる。

ⅲ）その他の判定法：卵黄の位置を評価する卵黄偏心度，卵黄膜強度の測定，卵黄の真上から指で持ち上げる持ち上げテスト，持ち上げた卵を落下させる落下テストなどがある。

[1] ハウユニットともいう。濃厚卵白の劣化度を表現するためにHaughが考案した単位。

　魚の品質あるいは鮮度の判定は，外観，色沢，臭気，肉のしまり具合など，主観的な方法で行われてきた。魚の鮮度低下は微生物による腐敗だけではなく，畜肉に比べて早くおこる肉の軟化による影響が大きい。

　魚の鮮度は筋肉中のアデノシン-5'-3リン酸（ATP）関連化合物の濃度を目安に測定される。死後，筋肉中のATPは酵素的に分解されて，ADP，AMP，IMP（5'-イノシン酸），H_xR（イノシン），H_x（ヒポキサンチン）と分解変化して行く。分解速度は異なるが，この変化はどの魚種でも同じである。そこでこのATP関連化合物の量と分解産物であるH_xR，H_xの量から鮮度を示そうというものである。

$$K 値 = \frac{H_xR + H_x}{ATP + ADP + AMP + IMP + H_xR + H_x} \times 100$$

K値は上式で示され，鮮魚を取り扱う市場関係者が選んだ魚のK値は，即殺魚（いけじめ）約3.5，すしだね約18.7，生鮮魚（刺し身用）約20以下，という調査結果であった。

試　薬

① 　5％塩素酸溶液

② 　10％塩素酸溶液

③ 　8 N KOH

④ 　1 N KOH

操　作

① 　魚肉（冷凍しておいた試料）1gをはさみで切り，乳鉢に入れる。

② 　5％過塩素酸溶液4 mlを入れ，乳棒で破砕し，上澄み液を遠心管に移す。

③ 　残渣に10％過塩素酸溶液4 mlを入れ，乳棒で破砕し，同じ遠心管に移す。

④ 　2000 rpmで10分間遠心分離後，上澄みを別の遠心管にとる。

⑤ 　上澄み液に8 N水酸化カリウム溶液（20滴）を入れ，次に1 N水酸化カリウムを少量ずつ添加して中和する（pH試験紙使用）。

⑥ 　2000 rpmで10分間遠心分離を行う。

⑦ 　上澄み液を20 mlメスフラスコに移し，HPLC用蒸留水でメスアップする。

⑧ 　混和後，メンブランフィルター（0.45 μm）でろ過し，ろ液をHPLC分析する。

HPLC条件例

カラム：Shodex Asahipak GS-320 HQ（7.5 mmID×300 mm）

流速：0.6 ml/min，温度：30℃

検出：260 nm

溶離液：200 mMNaH$_2$PO$_4$（pH 3.5 に H$_3$PO$_4$で合わせる）

分析例

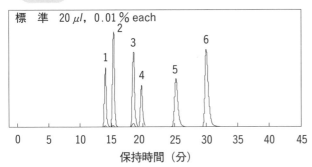

1：ATP
2：ADP
3：AMP
4：IMP
5：イノシン(HxR)
6：ヒポキサンチン(Hx)

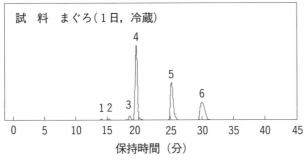

図 7-1　ATP 分解産物の分析例

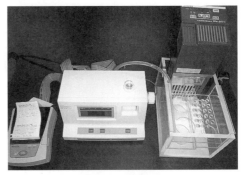

図 7-2　鮮度計
最近，酵素法を利用した K 値を
測定する鮮度計が開発された。
左からプリンター，本体，反応槽。

7-3　食品の官能検査

　食品の性質は機械的な装置では測定できないことが多い。たとえば麺の腰の強さ，ご飯の粘り気，煎餅やビスケットの脆さ，などを的確に測定する装置はないし，何らかの測定値が得られても，測定値と人間の感覚は対応しないことが多い。また，食品の好みは人間しか判定できない。このような場合に用いられる手法が官能検査である。

　官能検査は多くの人に食品 A，B（3つ以上の食品の場合もある）のどちらが腰が強いか，どちらがよりサクッとしているか，どちらが好ましいかなどを答えてもらい，A，B の差（があるとして）を人間が検出できるかどうかを統計学的に調べる。

　食品を食べて答える人の集団をパネルという。2つ，あるいは3つの食品に甘さ，塩辛さ，香り，硬さ，粘り気などの差があるかどうかを識別したい場合，つまりパネルを測定器として使う場合は，パネルは検査する風味に対する感度が優れていなければならない。測定機器が発達すれば，機器による測定と置き換えられることもある。

　一方，対象食品に対する人間の好みを調べる場合は，風味に対する感度は特に留意しなくてよい。ただしパネルは好みを調べたい人間グルー

プ（たとえば大学生とか中年の男性サラリーマンなど）を適切に代表している必要がある。

食品を検査する（食べて質問に答える）部屋の気温，明るさ，食べる順序，試料につける記号，質問票の作り方などに多くの留意点があるが，一般的に言えば味わう試料に意識を集中できるような室温と明るさ，味わう順序や試料の位置の影響をキャンセルできる条件，無意識に優劣のつかない記号，平明で答えに迷わない質問がよい。本実験では考え方，方法とも最も簡便な二点比較法の解析方法を学ぶ。

クラスの半分をパネルとし，他の半分は検査員として試料の準備をする。

⑴　卵の鮮度

鶏卵の殻は新しければザラザラ，古ければ滑らかである。また鈍端に舌を触れたとき新しければ温かく，古ければ冷たく感じる。尖端はどちらも冷たく感じる。パネルがこの違いを正確に認識できれば，このパネルは鶏卵の新鮮度判定能力があるといえる。

実験 57　卵の鮮度判定

試　料

① 新鮮な卵：パネルの人数分。鈍端，尖端を 75 ％アルコールで軽く拭いておく。エッグスタンドになる紙コップに半数には A，残る半数には B の記号をつけて卵をたてる。

② 古い卵：①と同様。

操　作

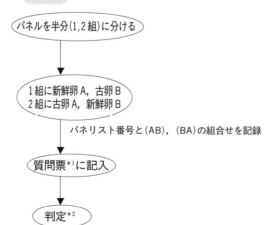

パネルを半分(1,2組)に分ける

↓

1組に新鮮卵 A，古卵 B
2組に古卵 A，新鮮卵 B

パネリスト番号と(AB)，(BA)の組合せを記録
↓

質問票*1 に記入
↓

判定*2

*1　質問票

No.	名　　前	
卵 A，B について質問に答えてください。		
質　　問	○で囲む	
1．手で殻を触って滑らかな方に丸をつけてください。	A	B
2．両端に軽く舌を触れて，温度差を感じた（丸い方が温かい）方に丸をつりてください。	A	B

*2　判定：パネルの人数を n，各質問について A，B を（新鮮卵），（古卵）に置き換え，○印の多いほうの数を m とする。m を判定表 1 の n に対応する k の値と比較する。質問 1 は古い卵が m，質問 2 は新しい卵が m であったとすると，$m \geq k$ であれば有意水準 5 ％でこのパネルには鶏卵の新鮮度の判定能力があると判定する。

⑵ 老化したでんぷん

　α化したでんぷんを水分の多い状態で0℃近辺に保つと，部分的にβでんぷん様の構造に戻り（老化という）食味が悪くなる。ゆでうどんを冷凍したものを時間をかけて解凍すると老化が進行する。老化したでんぷんは弾力，粘りともに小さくなりうどんとしての食味が低下する。ただしパネリストによっては老化でんぷんが好ましいと答えるかもしれない。

実験 58　老化したでんぷんの食味

試料，器具

　①　冷凍ゆでうどん。二分し一方は　イ．熱湯でゆでた後水中で冷やす。他方は　ロ．冷凍のまま水中で解凍する。検査のときは両者の温度は同じになるようにする。

　②　うどんを入れるためのプラスチックカップ。パネルの人数×2。半々にA，Bの記号をつける。Aをさらに半々に分けそれぞれにイ，ロを小分けして入れる。Bも半々に分け，イ，ロを小分けして入れる。イA，ロA，イB，ロBができる。

操作

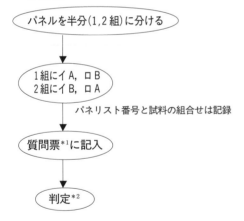

*1　質問票

No.　　　名　　前		
A，Bを見て，あるいは食べて質問に答えてください		
質　　問	○で囲む	
1．外観が優れているのはどちらですか	A	B
2．腰が強いのはどちらですか	A	B
3．全体としては好ましいのはどちらですか	A	B

＊2　判定：パネルの人数を n，各質問A，Bをイ，ロに置き換えたデータについて○印の多いほうの数を m とする。m を判定表2の n に対応する k の値と比較する。m ≧ k であれば有意水準5％でイとロには差があると判定する。

表7-5 2点比較法（片側検定）判定表1（5％）

n	k	n	k	n	k	n	k
5	5	16	12	26	18	36	24
6	6	17	13	27	19	37	24
7	7	18	13	28	19	38	25
8	7	19	14	29	20	39	26
9	8	20	15	30	20	40	26
10	9						
11	9	21	15	31	21	41	27
12	10	22	16	32	22	42	27
13	10	23	16	33	22	43	28
14	11	24	17	34	23	44	28
15	12	25	18	35	23	45	29

表7-6 2点比較法（両側検定）判定表2（5％）

n	k	n	k	n	k	n	k
6	6	16	13	26	19	36	25
7	7	17	13	27	20	37	25
8	8	18	14	28	20	38	26
9	8	19	15	29	21	39	27
10	9	20	15	30	21	40	27
11	10	21	16	31	22	41	28
12	10	22	17	32	23	42	28
13	11	23	17	33	23	43	29
14	12	24	18	34	24	44	29
15	12	25	18	35	24	45	30

　実験57は，「判定能力があればこちらに○をつける」ということがあらかじめ分かっているのだから，片側検定。

　実験58は，どちらに丸をつけるかは各人の主観に任されているので，両側検定。

8　食品の熱的性質と力学的性質

　食品の物理的性質のうち，調理，加工に関連が深いものは熱的性質（比熱，熱伝導率，熱拡散率，氷点など）と力学的性質（弾性率，粘性率など）である。両者とも精密な測定装置は高価で，学生実験室に学生数だけ備えるわけにはいかない。また精密に測定したとしても，個々の食品によるばらつきが大きく，ひとつの測定値だけで代表値と考えることはできない。そこで本実験では精度は多少劣るが，学生各自が実験できて，測定値の意味が理解しやすいような方法で食品の氷点，弾性率，粘性率を測定する。

8-1　氷点の測定

　食品中の水分の大部分は0〜−5℃で凍結する（残りはさらに低温で凍結）。0℃からその食品の氷点までの温度幅を最大氷晶生成帯という。冷凍食品の凍結と解凍に際して，この温度帯をできるだけ短時間で通過すると，品質の低下が少ない。

　食品の温度を測定しながら低下させていくと，0〜−5℃で温度低下の速度が急に小さくなる（温度が変化しなくなる）点がある。その温度がその食品の氷点である。温度の測定は熱電対，食品の冷却には冷凍庫，−20℃近くまで冷却した飽和食塩水，ドライアイス−メタノールなどを使えばよい。

　熱電対はクロメル−アルメル，クロメル−コンスタンタンなどが1本型になったもので，なるべく直径の小さいものを使う。測定器は多チャンネルで多種類の熱電対に対応して，測定値が温度で表示されるものが市販されているので，それを使うのがもっとも簡便である。

試料，器具

① 畜肉，魚肉，果物などで一辺 1〜2 cm の立方体に整形できるもの。食塩や砂糖の濃度を変えた寒天やゼリーを使ってもよい。

② 熱電対温度計。0℃近辺を測定できるもの。

③ 砕き氷をビーカーに入れ，食塩を氷重量の 25 ％くらい加えて混ぜ，使用するまで冷凍庫に保管しておく。

操　作

食品試料を一辺約 1 cm の立方体に切り，中心に熱電対をいれる。氷－食塩の混合物の中に試料を入れ，温度の経時変化を測定。温度変化が平らになった点が氷点。

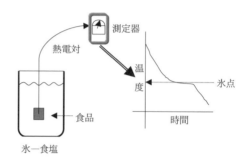

8-2　スパゲティの曲げ弾性率

　静置してある固形食品の内部の分子は前後左右上下の分子から引力を受けて，すべての力がつりあった状態になっているので現在の位置から移動しない。このため固形食品全体としても形が変わらない。この食品に引っ張る，押す，ねじるなどの力を加えて変形させると，分子の相対位置がずれるので，分子間の距離が長くなった場所は元の距離まで縮まろうとし，短くなった場所は元の距離まで広がろうとする。この性質を弾性といい，元の大きさに戻ろうとする力を弾性力という。

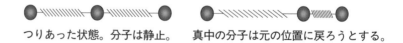

つりあった状態。分子は静止。　真中の分子は元の位置に戻ろうとする。

　弾性力の大きさを F ［Pa（パスカル）$= \mathrm{N/m^2} = \mathrm{kg/(ms^2)}$］とすると，$F$ と変形量の間には次の関係がある。

$$F = \varepsilon \times (変形の大きさ/元の大きさ) = \varepsilon s$$

　ここで，比例定数 ε を弾性率といい，棒状のものを引っ張って伸ばす変形のときの弾性率を伸び弾性率，曲げる場合を曲げ弾性率（伸び弾性率と同じと考えてよい），立体を静水圧で圧縮する場合を体積弾性率，直方体の上面と下面を逆方向に引っ張って変形させる場合をずり弾性率

という。F は物体に加えられた単位面積あたり力で（力の単位はニュートン　$N = kg\cdot m/s^2$），このときの物体の面積は伸び（曲げ）弾性率なら棒の断面積，体積弾性率なら立体の表面積，ずり弾性率なら直方体の上面（＝下面）の面積である。式の（　）の中は変形の大きさの元の大きさに対する割合を示す値で，「歪み」(strain) といい無次元である。したがって弾性率の単位は F の単位と同じ Pa である。弾性率が大きい食品は変形に大きい力が要るわけだから硬い。なお上の式が成り立つのは歪みが 0.1 くらいまでで，それ以上の大きい変形では変形は元に戻らないことが多い（図のバネが切れてしまう）。また食品によっては歪みが大きくなると破断する場合もある（たとえば，せんべいやビスケット。バネが全部切れる）。

　この実験ではスパゲティの曲げ弾性率を求める。刃を上に向けた 2 本のカッターナイフに直径 D [m] のスパゲティーをわたして，その中央に重りを載せるとスパゲティーは円弧を描いて曲がる。曲がった距離 d [m] とスパゲティの長さ（ナイフの距離）L [m] の比が「歪み」s であるから，重りを順次かけて F を変化させながらながら d を測定して，$s = d/L$ を横軸に，F を縦軸にプロットしていけば直線が得られる。直線の勾配が曲げ弾性率 ε である。ただしこの場合単純な棒の伸び弾性力とは異なるので，力 F には係数 $(L^2/3D^2)$ がかかっている。

$$F(L^2/3D^2) = \varepsilon(d/L)$$

　かけた重りの重さを w [kg] とすると

$$F = gw/断面積 = 9.8 \times w/(\pi D^2/4)$$

であるから代入して整理すれば（g ＝ 重力の加速度 ＝ 9.8 [m/s²]）

$$d = (1/\varepsilon)[(39.2L^3)/(3\pi D^4)]w$$

したがって d [m] を縦軸に，w [kg] を横軸にプロットすれば直線が得られる（直線部分だけを採用する）。勾配は $k = (1/\varepsilon)[(39.2L^3)/(3\pi D^4)]$ である。弾性率 ε は

$$\varepsilon = (1/k) \times [(39.2L^3)/(3\pi D^4)]$$

食品の伸び弾性率（ヤング率ともいう）は小麦粉のドウ　$\sim 10^3$，寒天やゼラチンのゲル　$\sim 10^4$，硬質チーズ　$10^6 \sim 10^7$，乾燥スパゲティ $\sim 10^9$ [Pa] 程度である。金属類は $10^{10} \sim 10^{11}$ [Pa]。

実験 60　スパゲッティの曲げ弾性率

用意するもの

① 　スタンドとクランプ　3 組

② 　カッターナイフの刃　2 枚

③ 　クリップ　0.1〜0.2 g のもの多数

④　ノギス　1

⑤　スパゲティ　まっすぐなもの1本。乾燥していること。

⑥　瞬間接着剤

操　作

2つのカッターの刃を上に向けてスタンドに固定し，その上に直径 D [m] のスパゲティを1本乗せる。このときスパゲティを軽く引いて滑り止めの傷をつけるか，瞬間接着剤で刃とスパゲティを接着する。スパゲティの直径 D [m] と，乗せた場所の刃の間隔 L [m]（15〜20 cm。自重で下がらない程度）はノギスで正確に測っておく。2つの刃の中間にスタンドをおき物差しを鉛直に固定する。物差をノギスにすればより精度が上がる。鉛直を出すには糸に重りをつけて垂らせばよい。

別に0.1〜0.2 gのクリップを多数用意し，1つ1つの重さを正確に測定しておく。有効数字3桁目が変動するくらいなら，平均値を1本の重さとする。平均値はたとえば10本をまとめて測定して10で割ればよい。

クリップの1本を変形して一端が真横に出るようにする。これをスパゲティの中央にかけ瞬間接着剤で固定する。横に出した先端aの位置を物差しで読み取る。適当な読みやすい位置をゼロ点とする。

クリップを1つかけるたびにaの位置を読み取り，クリップの重さ w [kg] と，aのゼロ点からの距離 d [m] を記録する。

d を縦軸，w を横軸にプロットして，直線部分の点だけを採用して最適近似直線をひき勾配 k を求める。最適直線の引き方は　データの整理　参照。あるいは表計算ソフトを使ってもよい。

次式で ε を計算する。

$$\varepsilon = (1/k) \times [(39.2L^3)/(3\pi D^4)]$$

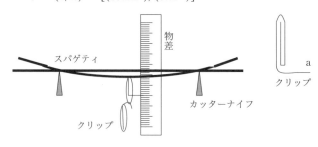

8-3　蜂蜜の粘性率

液状食品の分子は，固形食品より弱い力で互いに結合している。分子間の結合の力は大変弱いので，外から力が加われば容易に切れて滑り始める。これが"流れる"ということである。流れている状態でも分子間の結合はかかっては切れ，かかっては切れているので，結合力が弱けれ

ば弱い力で流動が続き（サラサラ），強ければ流動を続けるためには強い力が要る（ネットリ）。止まっている流体分子と流れている分子の距離を h [m]，流速を u [m/s] とすると，この流れを維持するために必要な力 P [Pa ＝ N/m² ＝ kg/(m/s²)] は u/h [1/s] に比例する。ただし，P は流れに沿った単位面積あたりの力である。比例定数を η とすると

$$P = \eta(u/h)$$

このとき η をその流体の粘性率という。粘性率の単位は　Pa·s（パスカルセックと読む）である。液体食品を流そうとするとき（たとえば管で輸送する，あるいはタンクの中で攪拌する），η が大きければそれだけ大きい力が必要である。つまりねっとりしている。流れている液体食品の η が大きければその中で止まっている固体（止まっている液体食品中を動いている固体）はそれだけ大きい力を受ける。

したがってある実験系で u/h に相当する値と，そのときに固体が受けている力 P を測定すれば粘性率 η が求められる。粘性率を測定する装置は二重円筒型，毛細管型，落下球型などがよく使われる。ここでは各人が実際に測定するため落下球型の実験系を組み立てて蜂蜜の粘性率を測定する。

流体（たとえば蜂蜜，油，液糖）の中を固体球が沈んでいくとき，条件が整えば，下向きに沈もうとする重力，それを止めようとする粘性力，上向きに働く浮力が釣り合って，球は一定速度で沈んでいく。重力は $g[4\pi(D/2)^3/3]\rho_s$，浮力は $g[4\pi(D/2)^3/3]\rho$，粘性力は $6\pi\eta(D/2)u$（ストークスの式）。これが釣り合っているのだから

$$g[4\pi(D/2)^3/3]\rho_s = g[4\pi(D/2)^3/3]\rho + 6\pi\eta(D/2)u$$

整理すれば

$$\eta = gD^2(\rho_s - \rho)/18u = gD^2(\rho_s - \rho)t/18L$$

ただし η：液状食品の粘性率 [Pa·s]，D：球の直径 [m]，ρ_s：球の密度 [kg/m³]，ρ：液状食品の密度 [kg/m³]，u：距離 L [m] を t 秒間で落下する球の終末落下速度 [m/s]，g：重力加速度 9.8 [m/s²] である。

したがってメスシリンダーに蜂蜜を満たし，直径 D [m] の固体球を落として，メスシリンダーの適当な目盛り間 L [m]（10 cm 程度が計りやすい）を通過する所要時間 t [s] を測定して上の式に代入すれば粘性率 η [Pa·s] を求めることができる。

ρ_s は同じ球いくつかをまとめて，重量 W [kg] を測定しておき，ついでそれらを半ば水を満たしたメスシリンダーに入れて水面の上昇から体積 V [m³] を読み取り，$\rho_s = W/V$ [kg/m³] を求める。

ρ は V [m³] の蜂蜜を入れたメスシリンダーの重さ W_1 [kg] から空のメスシリンダーの重さ W_0 [kg] を差し引き，$\rho = (W_1 - W_0)/V$ [kg/m³] を求める。

実験に用いる球はボールベアリング用の鋼球（密度 $7.6\sim7.8 \times 10^3$ [kg/m³]）で直径 $1\sim5$ mm のものを購入して使えばよい。直径 D [m] は公称の値を使う。また精度は問題にせず，操作法のみを学ぶときは市販のプラスチック球（たとえばテフロンボール直径 3.17 mm，6.36 mm，9.53 mm のものが市販されている。購入後ノギスで測る）が使えるが，真球度に問題があるので得られた粘性率は信用できない。

球の回りの流れが乱れているとストークスの式が成立しない。目安は $Re = Du\rho/\eta$ が 1 より充分小さい条件（たとえば $Re < 0.1$）であればよい。蜂蜜は $\eta = 5\sim10$ [Pa·s]，$\rho \fallingdotseq 1.45 \times 10^3$ [kg/m³] であるから $Du = DL/t < 0.1 \times (5\sim10)/(1.45 \times 10^3) \fallingdotseq (3\sim) \times 10^{-4}$ [m²/s] になっているかどうかチェックする。Re はレイノルズ数（無次元）と呼ばれ，これが大きければ流れは乱れている。$u = L/t$ が大きいときは D を小さくする。

実験 61　蜂蜜の粘性率

用意するもの

① 100〜200 ml 用メスシリンダー　1
② 足の内径が球の直径より大きいロート　1
③ ボールベアリング用の鋼球（直径1〜5 mm），またはテフロン球（直径3〜9 mm）
④ 蜂蜜，または油，液糖，5〜6％でんぷん水溶液など
⑤ ストップウォッチ　1
⑥ ノギス

操　作

ロートをメスシリンダーの口にかけ，球をロートの足から蜂蜜中に入れ，あらかじめ間隔 L [cm] をノギスで測定した上下の目盛り線を通過する所要時間 t [s] をストップウォッチで測定。同じことを数回繰り返して t の平均値を求める。

$$\eta = gD^2(\rho_s - \rho)t/18L = 9.8D^2(\rho_s - \rho)t/18L$$

検　討

① Re の大きさをチェックする。Re は 1 より十分に小さいか。
② D を変えて測定してみる。同じ η の値が得られるか。
③ 温度を変えてみる。高温ほど η が小さい。サラサラに近くなる。

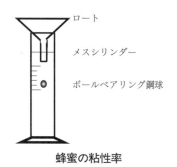

ロート
メスシリンダー
ボールベアリング鋼球

蜂蜜の粘性率

9 データ整理

　レポートを書くにあたっては，実験で得られたデータを使って，何らかの結論を述べなければならない。このとき，データを解釈しやすい形にまとめる（たとえば平均値を求める），データの信頼性を確認する（たとえば標準偏差を求める），などのデータ整理が必要となる。

9-1 目的，試料，方法，流れ図

実験の目的，試料，方法および実験の流れ図を簡潔に記述する。

(例) 目的：きな粉の水分含量を測定する。

　　試料：市販のきな粉。＊＊会社，商品名＊＊＊，＊年＊月製造，国産だいず使用。

　　方法：常圧加熱乾燥法。130 ± 2［℃］，1［hr］。

　　流れ図：本書の流れ図の書き方を参照。物質名と操作が区別できるように書くこと。

9-2 測定値の表記（有効数字）

　測定値は使用した測定装置の測定可能な最小の位まで記録し，使用する記号の意味と単位がはっきりわかるように書く。

　(例) 乾燥前の試料重量　　$W_1 = 3.1234$［g］

　　　乾燥後の試料重量　　$W_2 = 2.3210$［g］

　　　有効数字，有効桁数については p.5 を参照。

9-3 測定値を使った計算

　測定値を使って計算する場合も，有効数字の桁数に気をつけなければならない。p.5 を参照。

9-4 平 均 値

　一般に測定値は同じものを何回か測定した値の平均値として表される。一回の測定値は誤差の分だけ真の値より大きいか小さいかである

が，平均すれば誤差が打ち消しあって，平均値は真の値に近づくからである。n 回の測定を行って測定値 X_1, X_2, ……, X_n が得られたとき，真の値 μ は 95 ％の信頼度で $\overline{X} - ts/\sqrt{n} \leqq \mu \leqq \overline{X} + ts/\sqrt{n}$ の範囲にあると思われる。ただし平均値 $\overline{X} = \sum_{i=1}^{n} X_i/n$，不偏標準偏差 $s = \sqrt{\sum_{i=1}^{n}(X_i - \overline{X})^2/(n-1)}$ である。t は n によって変わる値で表に示されている。

前述の式を変形すれば $\mu - ts/\sqrt{n} \leqq \overline{X} \leqq \mu + ts/\sqrt{n}$ である。n が大きくなれば $t/\sqrt{n}$ は急速に小さくなる。つまり n が大きくなれば測定値の平均値 $\overline{X}$ と真の平均値 μ は接近することになるのである。

(例) 5 回の測定値の平均値が $\overline{X} = 2.00$，不偏標準偏差が $s = 0.123$ であった。95 ％信頼限界を求めよ。

(答) $2.00 - 1.241 \times 0.123 \sim 2.00 + 1.241 \times 0.123 = 1.85 \sim 2.15$

測定回数 n	t	$t/\sqrt{n}$	棄却検定 G
2	12.706	8.984	—
3	4.303	2.484	1.153
4	3.182	1.591	1.462
5	2.776	1.241	1.671
6	2.571	1.050	1.822
7	2.365	0.894	1.938
8	2.262	0.800	2.032
9	2.228	0.743	2.110
10	2.201	0.696	2.176

9-5　異常に大きい値や小さい値の捨て方

平均値を取ろうとしてデータを見たとき，1 つだけ飛び離れて大きい（小さい）値があったとき，それも合わせて平均値をとるか，あるいはそれは捨てて，他の値で平均値をとるか迷うことがある。異常値の出た原因がわかっていれば迷わず捨てればよい。原因不明で迷ったときの目安としては飛び離れた値を X_m として次式の t_n を求め，t_n が表の G より大きければ捨てる，小さければ捨てないことにすればよい。

$$t_n = |X_m - \overline{X}|/s$$

ただし，この時の s は標本標準偏差 $s = \sqrt{\sum_{i=1}^{n}(X_i - \overline{X})^2/n}$ である（$\sqrt{}$ の中の分母が $n-1$ ではなく n）。この方法ではデータ数 n が小さいときは異常値を捨てないことになりがちである。そのようなときには統計的な根拠を求めるより，もう一度測定して異常値がやはり飛び離れているかどうかを確認して，飛び離れていれば捨てる方がよい。

(例)同じものを測定した実験値が 2.4，2.5，2.5，2.6，3.3 であった。3.3 は捨てるべきか否か。

(答)$\bar{X} = (2.4 + 2.5 + 2.5 + 2.6 + 3.3)/5 = 2.66$

$s = \sqrt{[(2.4 - 2.66)^2 + (2.5 - 2.66)^2 + (2.5 - 2.66)^2 + (2.6 - 2.66)^2 + (3.3 - 2.66)^2]/5}$
$\quad = 0.3262$

$t_s = |\,3.3 - 2.66\,|/0.3262 = 1.962$

$n = 5$ のときの表の G の値は 1.671 である。$t_s = 1.962 > 1.671$ であるからデータ 3.3 は捨てて平均値を求める。新しい平均値は 2.5。

9-6　測定値と期待値の差の検定

測定した値（たとえば水分，粗たんぱく質，粗脂肪，粗灰分，ビタミン，無機質などの含量）と食品成分表の値を比較して，統計的に差があるかないかを検定したいときがある。n 回の測定値の平均値が $\bar{X}_n$，不偏標準偏差が s，成分表の値が μ である時，次式の値 T_n が表の $t/\sqrt{n}$ より大きければ測定値と成分表の値は差があると判断し，小さければ差はないと判断する。

$$T_n = |\,\bar{X}_n - \mu\,|/s$$

(例)温州みかん 8 試料のビタミン C 濃度は平均値 40.0 [mg％]，不偏標準偏差 4.00 [mg％] であった。このサンプルのビタミン C 濃度は市販の温州みかんの平均値より大きいといえるか。

(答)成分表の値は 35 [mg％]，$n = 8$ のとき，$t/\sqrt{n} = 0.800$，

$$T_n = (40.0 - 35)/4.00$$
$$\quad = 1.25 > 0.800$$

したがって，このサンプルのビタミン C 濃度は平均値より大きいといえる。

9-7　2つのサンプルの平均値に差があるか

2 種類の試料，たとえば新鮮なみかんと 1 週間保存したみかんのビタミン C 濃度，新鮮な油と一度使用した油の過酸化物価，国産だいずとアメリカ産だいずの粗脂肪含量などを測定した時，平均値に統計的に意味のある差があるかどうかを検定したい場合。

試料 1，2 の測定回数を n_1，n_2，平均値を $\bar{X}_1$，$\bar{X}_2$，不偏標準偏差を s_1，s_2 とする。次式で求められる T が表の $t/\sqrt{n}$ より大きければ 2 つの測定値は差があると判断し，小さければ差はないと判断する。ただしこの場合の n は下に示す方法で計算した値とするが，一般には整数にならないので，最も近い整数を採用するか，補間法で $t/\sqrt{n}$ を求める。

$$T = |\,\bar{X}_1 - \bar{X}_2\,|/\sqrt{s_1^2/n_1 + s_2^2/n_2}$$

n は下のようにして求める。

$$n = \cfrac{1}{\cfrac{c^2}{n_1 - 1} + \cfrac{(1 - c)^2}{n_2 - 1}}$$

ここで，c は $c = \cfrac{1}{1 + \cfrac{s_2^2}{n_2} \Big/ \cfrac{s_1^2}{n_1}}$ である。

(例)国産だいずとアメリカ産だいずの粗脂肪含量を5回ずつ（$n_1 = n_2 = 5$）測定した平均値はそれぞれ 19.0 %，20.0 %，不偏標準偏差は 1.00 %，1.00 % であった。両者には有意の差があるか。

(答)c を求める $\quad c = 1/[1 + (1.00^2/5)/(1.00^2/5)] = 0.500$

n を求める $\quad n = 1/[0.500^2/(5 - 1) + (1 - 0.500)^2/(5 - 1)] = 8.00$

$n = 8$ のときの $t/\sqrt{n} = 0.800$

$$T = (20.0 - 19.0)/\sqrt{1.00^2/5 + 1.00^2/5}$$
$$= 1.58 > 0.800$$

したがって米国産大豆のほうが粗脂肪含量が多いといえる。

*注意
　この方法は二組のデータが等分散かどうか分からないときに用いる（いつでも使える）。等分散が仮定できる場合（$\sigma^2 = s_1^2 = s_2^2$）については統計学の本を参照すること。

9-8 実験点への直線のあてはめ（回帰直線）

　濃度と吸光度，温度と反応速度，時間と生成量などのように互いに関係がある2つの量を同時に測定してグラフを描く場合がある。このとき，変化の原因になる方(濃度，温度，時間)を変数 X として横軸に，変化の結果(吸光度，反応速度，生成量)を関数 Y として縦軸にとる。

　プロットされた実験点が直線近似できる場合，近似直線の式は次のようにして求める。表に生データ X と Y を書き，その横に $X - \bar{X}$，$Y - \bar{Y}$，$(X - \bar{X}) \times (Y - \bar{Y})$，$(X - \bar{X})^2$ の列を作り，各列の和を求める。求める式を $Y = aX + b$ としたとき a，b は次式で得られる。

$$a = \sum[(X - \bar{X}) \times (Y - \bar{Y})]/\sqrt{\sum(X - \bar{X})^2}$$
$$b = \bar{Y} - a\bar{X}$$

No.	データ X	データ Y	$X - \bar{X}$	$Y - \bar{Y}$	$(X - \bar{X}) \times (Y - \bar{Y})$	$(X - \bar{X})^2$
I	X_1	Y_1	$X_1 - \bar{X}$	$Y_1 - \bar{Y}$	$(X_1 - \bar{X}) \times (Y_1 - \bar{Y})$	$(X_1 - \bar{X})^2$
2	X_2	Y_2	$X_2 - \bar{X}$	$Y_2 - \bar{Y}$	$(X_2 - \bar{X}) \times (Y_2 - \bar{Y})$	$(X_2 - \bar{X})^2$
・	・	・	・	・		・
・	・	・	・	・		・
n	X_n	y_n	$X_n - \bar{X}$	$Y_n - \bar{Y}$	$(X_n - \bar{X}) \times (Y_n - \bar{Y})$	$(X_n - \bar{X})^2$
和	$\sum X$	$\sum Y$			$\sum[(X - \bar{X}) \times (Y - \bar{Y})]$	$\sum(X - \bar{X})^2$
個数	n	n				
平均値	$\bar{X}$	$\bar{Y}$				

付録1　実験レポート作成例

──────── 付録1　実験レポート ────────

〔題　目〕　牛乳の酸度

1NF　18	聖徳　和子	
実　験　日	年 月 日	
共同実験者		
レポート提出日	年 月 日	

〔目　的〕　市販牛乳の酸度を求めるとともに，その測定法についてよく理解する。

〔実験器具および試薬〕

器　具	100 ml 容　三角フラスコ×3	試　薬	0.1 N－NaOH（F＝0.993）
	25 ml 容　ビュレット		1％フェノールフタレイン―エチルアルコール溶液（フェノールフタレイン指示薬）
	17.6 ml 容　牛乳用ホールピペット		
	1 ml 容　メスピペット		
	20 ml 容　メスシリンダー	試　料	市販牛乳（会社名，商品名，表示してある内容も記載する〈特に成分値，品質保持期限〉）

〔操　作　方　法〕

　試料を 17.6 ml 容の牛乳用ホールピペット（液温 20℃で牛乳 18 g を正確に採取できる）で三角フラスコにとる。純水 20 ml を 20 ml 容メスシリンダーで加え，フェノールフタレイン指示薬 0.5 ml を 1 ml 容メスピペットで加える。0.1 N－NaOH 標準液を滴下して，微紅色が 30 秒保たれる点を終点とする。

〔実　験　結　果〕

　滴　定　値　　第1回　　2.95 ml　　　第2回　　2.95 ml　　　第3回　　3.00 ml

　　　　　　　　平均滴定値は第1回と第2回の平均，つまり 2.95 ml とした。

　計　　　　算　　酸度は重量パーセントで示す。

$$酸度（\%, \text{W/W}）＝\frac{0.009×a×f×100}{18}$$

$$\left[\begin{array}{l} 0.009＝0.1 \text{ N}－\text{NaOH } 1 ml \text{ に相当する乳酸} \\ F＝0.1 \text{ N}－\text{NaOH のファクター} \\ a＝0.1 \text{ N}－\text{NaOH の平均滴定値（}ml\text{）} \\ 18＝牛乳の採取量（\text{g}） \end{array}\right]$$

$$\frac{0.009×2.95×0.993×100}{18}＝0.1464\ldots＝0.15$$

　結　　　　果　　牛乳の酸度は 0.15 ％（W/W）であった。

〔考　察〕

　酸度（acidity）は食品の酸性の程度を表わす場合に用いられる用語で，NaOH や KOH で中和される酸性物質の総量を特定の有機酸で換算した量で表わすことが多く，滴定酸度ともいう。

　牛乳は通常，比重，酸度，細菌数，風味，アルコールテスト，脂肪率，無脂乳固形分量，抗生物質の有無などが検査されるが，当実験では，このうち酸度を求めた。その結果，牛乳の酸度は，0.15 ％であった。厚生労働省の省令で定めた牛乳の成分規格では普通牛乳で酸度は 0.18 ％以下と規定されていることから，実験で供した牛乳は規格に合格していた。なお，牛乳中には酸性リン酸塩とカゼインが存在するため，新鮮な牛乳でも，ある程度のアルカリを消費する。そして，古くなると乳酸発酵が進み酸度が上昇する。そのため，酸度は牛乳の鮮度の1つの指標となりうる。

　当実験では，3回の滴定値の平均をとらなかったが，滴定誤差を 0.05 ml 以内と考えると3回目の滴定値を考慮しても良いことになる。2回は滴定値がそろったということと，3回目の終点の微紅色が少し濃かったという理由で，3回目の滴定値は平均滴定値を出す時に考慮しなかった。

〈牛乳について〉飲用牛乳には，乳牛から搾った生乳を殺菌し，ビンまたは紙容器に密封した「市乳（Market Milk）」と『加工乳』および『乳飲料』がある。加工乳には脱脂粉乳や無塩バターを水と共に混合溶解してほぼ牛乳の組成にした『還元乳』や，乳成分を増量した『濃厚牛乳』，あるいは脂肪率をさげた『低脂肪牛乳』（Low Fat Milk）などがある。乳飲料は，ココアやコーヒー，果汁，砂糖，香料などを加えた飲料である。

付録2　ベルトラン糖類定量表

糖類 mg	各糖類に相当する銅重量（mg）					糖類 mg	各糖類に相当する銅重量（mg）				
	転化糖	ブドウ糖	ガラクトース	麦芽糖	乳糖		転化糖	ブドウ糖	ガラクトース	麦芽糖	乳糖
10	20.6	20.4	19.3	11.2	14.4	56	105.7	105.8	101.5	61.4	76.2
11	22.6	22.4	21.2	12.3	15.8	57	107.4	107.6	103.2	62.5	77.5
12	24.6	24.3	23.0	13.4	17.2	58	109.2	109.3	104.9	63.5	78.8
13	26.5	26.3	24.9	14.5	18.6	59	110.9	111.1	106.6	64.6	80.1
14	28.5	28.3	26.7	15.6	20.0	60	112.6	112.8	108.3	65.7	81.4
15	30.5	30.2	28.6	16.7	21.4	61	114.3	114.5	110.0	66.8	82.7
16	32.5	32.2	30.5	17.8	22.8	62	115.9	116.2	111.6	67.9	83.9
17	34.5	34.2	32.3	18.9	24.2	63	117.6	117.9	113.3	68.9	85.2
18	36.4	36.2	34.2	20.0	25.6	64	119.2	119.6	115.0	70.0	86.5
19	38.4	38.1	36.0	21.1	27.0	65	120.9	121.3	116.6	71.1	87.7
20	40.4	40.1	37.9	22.2	28.4	66	122.6	123.0	118.3	72.2	89.9
21	42.3	42.0	39.7	23.3	29.8	67	124.2	124.7	120.0	73.3	90.3
22	44.2	43.9	41.6	24.4	31.1	68	125.9	126.4	121.7	74.3	91.6
23	46.1	45.8	43.3	25.5	32.5	69	127.5	128.1	123.3	75.4	92.8
24	48.1	47.7	45.2	26.6	33.9	70	129.2	129.8	125.0	76.5	94.1
25	49.8	49.6	47.0	27.7	35.2	71	130.8	131.4	126.6	77.6	95.4
26	51.7	51.5	48.9	28.9	36.6	72	132.4	133.1	128.3	78.6	96.7
27	53.6	53.4	50.7	30.0	38.0	73	134.0	134.7	130.0	79.7	98.0
28	55.5	55.3	52.5	31.1	39.4	74	135.6	136.3	131.5	80.8	99.1
29	57.4	57.2	54.4	32.2	40.7	75	137.2	137.9	133.1	81.8	100.4
30	59.3	59.1	56.2	33.3	42.1	76	138.9	139.6	134.8	82.9	101.7
31	61.1	60.9	58.0	34.4	43.4	77	140.5	141.2	136.4	84.0	102.9
32	63.0	62.8	59.7	35.5	44.8	78	142.1	142.8	138.0	85.1	104.2
33	64.8	64.6	61.5	36.5	46.1	79	143.7	144.5	139.7	86.2	105.4
34	66.7	66.5	63.3	37.6	47.4	80	145.3	146.1	141.3	87.2	106.7
35	68.5	68.3	65.0	38.7	48.7	81	146.9	147.7	142.9	88.3	107.9
36	70.3	70.1	66.8	39.8	50.1	82	148.5	149.3	144.6	89.4	109.2
37	72.2	72.0	68.6	30.9	51.4	83	150.0	150.9	146.2	90.4	110.4
38	74.0	73.8	70.4	31.9	52.7	84	151.6	152.5	147.8	91.5	111.7
39	75.9	75.7	72.1	33.0	54.1	85	153.2	154.0	149.4	92.6	112.9
40	77.7	77.5	73.9	44.1	55.4	86	154.8	155.6	151.1	93.7	114.1
41	79.5	79.3	75.6	45.2	56.7	87	156.4	157.2	152.7	94.8	115.4
42	81.2	81.1	77.4	46.3	58.0	88	157.9	158.8	154.3	95.8	116.6
43	83.0	82.9	79.1	47.4	59.3	89	159.5	160.4	156.0	96.9	117.9
44	84.8	84.7	80.8	48.5	60.6	90	161.1	162.0	157.6	98.0	119.1
45	86.5	86.4	82.5	49.5	61.9	91	162.6	163.6	159.2	99.0	120.3
46	88.3	88.2	84.3	50.6	63.3	92	164.2	165.2	160.8	100.1	121.6
47	90.1	90.0	86.0	51.7	64.6	93	165.7	166.7	162.4	101.1	122.8
48	91.9	91.8	87.7	52.8	65.9	94	167.3	168.3	164.0	102.2	124.0
49	93.6	93.6	89.5	53.9	67.2	95	168.8	169.9	165.6	103.2	125.2
50	95.4	95.4	91.2	55.0	68.5	96	170.3	171.5	167.2	104.2	126.5
51	97.1	97.1	92.9	56.1	69.8	97	171.9	173.1	198.8	105.3	127.7
52	98.8	98.9	94.6	57.1	71.1	98	173.4	174.6	170.4	106.3	128.9
53	100.6	100.6	96.3	58.2	72.4	99	175.0	176.2	172.0	107.4	130.2
54	102.2	102.3	98.0	59.3	73.7	100	176.5	177.8	173.6	108.4	131.4
55	104.0	104.1	99.7	60.3	74.9						

付録3　液体試薬濃度

試　　薬	化学式	分子量	％	比　重	規定度	モル濃度
塩　　　　酸	HCl	36.46	36	1.18	12	12
硝　　　　酸	HNO_3	63.02	60〜62	1.38	14	14
			64〜66	1.40	15	15
			69〜71	1.42	16	16
硫　　　　酸	H_2SO_4	98.09	96	1.84	36	18
リ　ン　酸	H_3PO_4	97.99	85	1.69	44	14.7
過 塩 素 酸	$HClO_4$	100.46	60〜62	1.54	9	9
			70〜72	1.67	12	12
酢　　　　酸	CH_3COOH	60.05	99	1.05	17.4	17.4
ギ　　　　酸	HCOOH	46.03	85	1.218	25	25
アンモニア水	NH_3	17.03	25	0.91	13	13
			28	0.90	15	15

％，比重，規定度，モル濃度は概略値を示す。

付録4　溶液調製法

溶　　質	化学式	分子量	価　数	1グラム当量	0.1 N 溶液 100 ml の調製に必要な溶質量(g)
酸・アルカリ					
塩　　酸 (36 %)	HCl	36.46	1	36.46	1.01(0.86ml)*
硫　　酸 (96 %)	H_2SO_4	98.09	2	49.04	0.51(0.28ml)*
シュウ酸	$H_2C_2O_4 \cdot 2H_2O$	126.07	2	63.03	0.6304
安息香酸	C_6H_5COOH	122.12	1	122.12	1.2212
水酸化ナトリウム	NaOH	40.00	1	40.00	0.4000*
炭酸ナトリウム	Na_2CO_3	105.99	2	53.00	0.5300
フタール酸水素カリウム	$C_6H_4COOKCOOH$	204.23	1	204.22	2.0422
ホウ酸ナトリウム	$Na_2B_4O_7 \cdot 10H_2O$	381.38	2	190.69	1.9069
沈殿滴定試薬					
硝　酸　銀	$AgNO_3$	169.91	1	169.89	1.6991*
塩化ナトリウム	NaCl	58.44	1	58.45	0.5844
塩化カリウム	KCl	74.55	1	74.56	0.7455
酸化還元滴定(ヨウ素滴定を含む) 試薬					
過マンガン酸カリウム	$KMnO_4$	158.04	5(酸性)	31.61	0.3161*
シュウ酸	$H_2C_2O_4 \cdot 2H_2O$	126.07	2	63.04	0.6303
シュウ酸アンモニウム	$(NH_4)_2C_2O_4 \cdot H_2O$	142.12	2	71.06	0.7106
チオ硫酸ナトリウム	$Na_2S_2O_3 \cdot 5H_2O$	248.20	1	248.19	2.4820*
重クロム酸カリウム	$K_2Cr_2O_7$	294.20	6	49.03	0.4903
ヨウ素酸カリウム	KIO_3	214.00	6	35.67	0.3567
ヨ　ウ　素	I_2	253.80	2	126.90	1.2690**

＊　これらの溶液については，正確な濃度は標定により求める。
＊＊基準物質として用いるときは市販品を精製する。

参考文献

1) 新・食品分析法編集委員会編，『新・食品分析法』，光淋（1996）．

2) 中村カホル，滝田聖親，渡部俊弘編，『基礎食品学実験書』，三共出版（2000）．

3) 神立誠編，『最新食品分析法』，同文書院（1997）．

4) 高野克巳，渡部俊弘編，『食品理化学実験書』，三共出版（2000）．

5) 横山正実，吉田勉，松岡博厚，能勢征子，『食品栄養化学実験書』（1978）．

6) 林　寛，福澤美喜男，菊野惠一郎，箕口重義，『図説　食品・栄養学実験書』，理工学社（1997）．

7) 長谷川忠男監修，『フローチャートによる食品科学実験』，地人書館（1983）．

8) 永原太郎，岩尾裕之，久保彰治，『全訂　食品分析法』，柴田書店（1982）．

9) 浅田祥司ほか，『総合食品学実験』，建帛社（1989）．

10) 堺敬一，伊達手洋司，星祐二，『フローシート　食品学実験』，弘学出版（1999）．

11) 科学技術庁資源調査会食品成分部会，『五訂　日本食品標準成分表分析マニュアル』（1997）．

12) 水谷令子，藤田修三，『食品学実験書』，医歯薬出版（1994）．

13) 永沢信ほか，『食品と栄養の実験』，光生館（1973）．

14) 荒井綜一編，『食品学実験』，樹村房（1992）．

15) 一之瀬幸男，松井永一，黒田圭一，『食品学実験法』，三共出版（2000）．

16) 安藤達彦，吉田宗弘編著，『身のまわりの食品化学実験』，三共出版（2001）．

17) 文部科学省科学技術・学術審議会資源調査分科会報告書，『日本食品標準成分表 2010』（2010）．

18) 文部科学省科学技術・学術審議会資源調査分科会報告書，『五訂増補日本食品標準成分表　脂溶性成分表』（2005）．

19) 文部科学省科学技術・学術審議会資源調査分科会報告書，『日本食品標準成分表準拠　アミノ酸成分表 2010』（2010）．

20) 泉　美治，中川八郎，三輪谷俊夫編，『生物化学実験のてびき　2 タンパク質の分離・分析法』，化学同人（1990）．

索　引

監修者略歴

吉田　勉

1952 年　東京大学農学部卒業
　　　　　東京都立短期大学名誉教授　農学博士
　専　攻　食品栄養学・栄養化学

編著者略歴（＊は編著者）

荒木裕子

1988 年　日本女子大学家政学部卒業
　現　在　東京聖栄大学健康栄養学部教授
　専　攻　食品学

＊飯渕貞明

1962 年　東京大学農学部卒業
　　　　　和洋女子大学名誉教授　農学博士
　専　攻　食品学，食品工学

臼井照幸

2005 年　明治大学大学院農学研究科
　　　　　博士後期課程修了
　現　在　女子栄養大学栄養学部教授
　　　　　博士（農学）
　専　攻　食品化学

岡本由希

2006 年　大妻女子大学大学院家政学研究科
　　　　　博士課程修了
　現　在　和洋女子大学家政学部服飾造形学科
　　　　　准教授　博士（学術）
　専　攻　食品学

＊渡邉　悟

1987 年　筑波大学大学院農学研究科博士課程修了
　　　　　元東京聖栄大学健康栄養学部教授
　　　　　農学博士
　専　攻　食品生化学

新しい食品学実験［第 4 版］

2002 年 4 月 20 日　初版第 1 刷発行
2006 年 10 月 10 日　初版第 4 刷発行
2008 年 4 月 10 日　第 2 版第 1 刷発行
2015 年 9 月 25 日　第 2 版第 7 刷発行
2019 年 3 月 31 日　第 3 版第 2 刷発行
2021 年 3 月 25 日　第 4 版第 1 刷発行
2023 年 3 月 20 日　第 4 版第 2 刷発行

Ⓒ 編著者　飯　渕　貞　明
　　　　　　渡　邉　　　悟

　　　発行者　秀　島　　　功

　　　印刷者　渡　辺　善　広

発行所　三共出版株式会社　東京都千代田区神田神保町 3 の 2
　　　　　　　　　　　　　　　　振替 00110-9-1065

郵便番号　101-0051　電話　03-3264-5711(代)　FAX　03-3265-5149
ホームページアドレス　https://www.sankyoshuppan.co.jp/

一般社団法人 日本書籍出版協会・一般社団法人 自然科学書協会・工学書協会　会員

Printed in Japan　　　　　　　　　　印刷・製本　壮光舎

ISBN978-4-7827-0803-3

元素の周期表

族	1	2	3	4	5	6	7	8	9	10	11	12	13	14	15	16	17	18
1	1H 水素 1.008																	2He ヘリウム 4.003
2	3Li リチウム 6.941	4Be ベリリウム 9.012											5B ホウ素 10.81	6C 炭素 12.01	7N 窒素 14.01	8O 酸素 16.00	9F フッ素 19.00	10Ne ネオン 20.18
3	11Na ナトリウム 22.99	12Mg マグネシウム 24.31											13Al アルミニウム 26.98	14Si ケイ素 28.09	15P リン 30.97	16S 硫黄 32.07	17Cl 塩素 35.45	18Ar アルゴン 39.95
4	19K カリウム 39.10	20Ca カルシウム 40.08	21Sc スカンジウム 44.96	22Ti チタン 47.87	23V バナジウム 50.94	24Cr クロム 52.00	25Mn マンガン 54.94	26Fe 鉄 55.85	27Co コバルト 58.93	28Ni ニッケル 58.69	29Cu 銅 63.55	30Zn 亜鉛 65.38	31Ga ガリウム 69.72	32Ge ゲルマニウム 72.63	33As ヒ素 74.92	34Se セレン 78.97	35Br 臭素 79.90	36Kr クリプトン 83.80
5	37Rb ルビジウム 85.47	38Sr ストロンチウム 87.62	39Y イットリウム 88.91	40Zr ジルコニウム 91.22	41Nb ニオブ 92.91	42Mo モリブデン 95.95	43Tc* テクネチウム (99)	44Ru ルテニウム 101.1	45Rh ロジウム 102.9	46Pd パラジウム 106.4	47Ag 銀 107.9	48Cd カドミウム 112.4	49In インジウム 114.8	50Sn スズ 118.7	51Sb アンチモン 121.8	52Te テルル 127.6	53I ヨウ素 126.9	54Xe キセノン 131.3
6	55Cs セシウム 132.9	56Ba バリウム 137.3	57~71 ランタノイド	72Hf ハフニウム 178.5	73Ta タンタル 180.9	74W タングステン 183.8	75Re レニウム 186.2	76Os オスミウム 190.2	77Ir イリジウム 192.2	78Pt 白金 195.1	79Au 金 197.0	80Hg 水銀 200.6	81Tl タリウム 204.4	82Pb 鉛 207.2	83Bi ビスマス 209.0	84Po* ポロニウム (210)	85At* アスタチン (210)	86Rn* ラドン (222)
7	87Fr* フランシウム (223)	88Ra* ラジウム (226)	89~103 アクチノイド	104Rf* ラザホージウム (267)	105Db* ドブニウム (268)	106Sg* シーボーギウム (271)	107Bh* ボーリウム (272)	108Hs* ハッシウム (277)	109Mt* マイトネリウム (276)	110Ds* ダームスタチウム (281)	111Rg* レントゲニウム (280)	112Cn* コペルニシウム (285)	113Nh* ニホニウム (278)	114Fl* フレロビウム (289)	115Mc* モスコビウム (289)	116Lv* リバモリウム (293)	117Ts* テネシン (293)	118Og* オガネソン (294)

ランタノイド（57~71）

57La ランタン 138.9	58Ce セリウム 140.1	59Pr プラセオジム 140.9	60Nd ネオジム 144.2	61Pm* プロメチウム (145)	62Sm* サマリウム 150.4	63Eu ユウロピウム 152.0	64Gd ガドリニウム 157.3	65Tb テルビウム 158.9	66Dy ジスプロシウム 162.5	67Ho ホルミウム 164.9	68Er エルビウム 167.3	69Tm ツリウム 168.9	70Yb イッテルビウム 173.0	71Lu ルテチウム 175.0

アクチノイド（89~103）

89Ac* アクチニウム (227)	90Th* トリウム 232.0	91Pa* プロトアクチニウム 231.0	92U* ウラン 238.0	93Np* ネプツニウム (237)	94Pu* プルトニウム (239)	95Am* アメリシウム (243)	96Cm* キュリウム (247)	97Bk* バークリウム (247)	98Cf* カリホルニウム (252)	99Es* アインスタイニウム (252)	100Fm* フェルミウム (257)	101Md* メンデレビウム (258)	102No* ノーベリウム (259)	103Lr* ローレンシウム (262)

本表の4桁の原子量はIUPACで承認された値である。なお、元素の原子量が確定できないものは（ ）内に示した。
*安定同位体が存在しない元素。